DES

LUXATIONS COXO-FÉMORALES

PALIS. — IMP. VICTOR GOUPY, RUE GARANCIÈRE, 5.

DES

LUXATIONS COXO-FÉMORALES

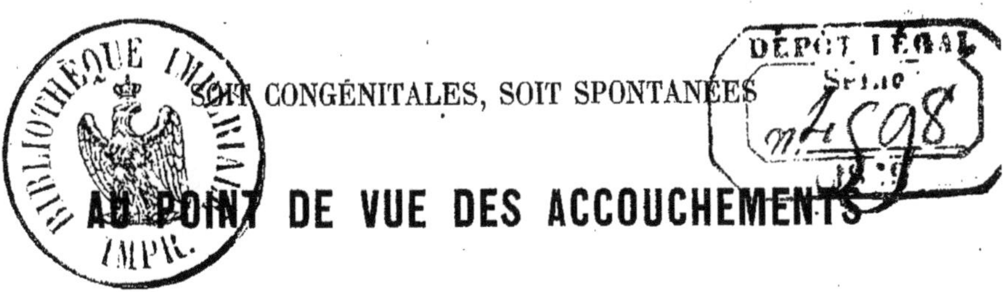

SOIT CONGÉNITALES, SOIT SPONTANÉES

AU POINT DE VUE DES ACCOUCHEMENTS

PAR

Le Docteur GUÉNIOT

Chirurgien de l'hospice des Enfants-Assistés,
Ancien chef de Clinique d'accouchement à la Faculté de Médecine,
Licencié ès-sciences naturelles,
Membre de la Société de Chirurgie et de la Société Anatomique.

Avec 12 figures intercalées dans le texte.

PARIS

ADRIEN DELAHAYE, LIBRAIRE-ÉDITEUR

PLACE DE L'ÉCOLE-DE-MÉDECINE

—

1869

DES

LUXATIONS COXO-FÉMORALES

SOIT CONGÉNITALES, SOIT SPONTANÉES

AU POINT DE VUE DES ACCOUCHEMENTS.

Exposition, limites et division du sujet.

Comment les luxations de la hanche (1) peuvent-elles intéresser d'une manière toute spéciale la pratique des accouchements? C'est ce qui va ressortir du simple énoncé des faits.

Le bassin de la femme normalement conformée, est en rapport si intime de configuration et de capacité avec le volume et la forme du fœtus qui doit le traverser, que la moindre désharmonie entre ces deux éléments peut troubler la régularité de l'accouchement et même compromettre, d'une façon plus ou moins

(1) Luxation *coxo-fémorale*, luxation *de la cuisse* ou *du fémur*, luxation *de la hanche* sont autant d'expressions synonymes qui, aujourd'hui, ne prêtent à aucune équivoque. Je les emploierai donc indifféremment dans le cours de ce mémoire. Il est bon de remarquer, toutefois, que la première (la plus longue et la moins euphonique) est, en langage anatomique, de beaucoup la plus précise.

grave, les résultats de cette importante fonction. Toute cause capable de déformer le bassin mérite donc de fixer très-sérieusement l'attention du médecin.

Les luxations du fémur, dites *congénitales* et *spontanées*, c'est-à-dire celles qui datent de la vie intra-utérine et celles qui se sont produites consécutivement à la naissance en dehors d'un traumatisme, constituent précisément l'une de ces causes. Les observations faites de nos jours ne permettent à cet égard aucun doute. On conçoit, dès lors, combien il importe à l'accoucheur d'être édifié, non-seulement sur le caractère et le degré de la déformation pelvienne, mais encore sur les anomalies ou les complications que celle-ci pourrait faire naître dans l'acte de la parturition. D'ailleurs, il est parfois appelé, au sujet des jeunes filles affectées d'une telle infirmité, à se prononcer sur le danger ou l'innocuité probable d'une maternité future; et cette circonstance rend également très-nécessaire une connaissance approfondie de la question.

Indépendamment des luxations *originelles* ou de naissance et des luxations dites *spontanées* auxquelles je viens de faire allusion, il en est d'autres encore qui reconnaissent pour cause une violence extérieure; ce sont les *luxations traumatiques*.

Les déplacements du fémur sur l'os iliaque peuvent donc se produire dans trois conditions différentes et constituer ainsi, au point de vue étiologique, trois catégories de luxations. Ces différences d'origine ne sont du reste, pas toujours les seules qui justifient une semblable distinction. Les symptômes physiques ou fonctionnels, les désordres anatomiques, la gravité variable du pronostic et la diversité des moyens thérapeutiques établissent le plus souvent aussi, entre ces trois groupes de luxations, des dissemblances très-accusées.

De nombreux dissentiments se sont élevés entre les pathologistes au sujet des luxations des deux premiers groupes. Aujourd'hui, si plusieurs des points litigieux ont été résolus, il en est d'autres qui subsistent encore. Entreprendre ici une discussion sur tant d'opinions divergentes, serait tout à fait hors de propos. Je me bornerai, en conséquence, à exposer sommairement les détails qui peuvent me permettre de mieux délimiter mon sujet.

La luxation *congénitale*, à la différence des autres sortes de luxations, n'est ordinairement accompagnée d'aucune lésion inflammatoire ou autres qui indiquent l'existence actuelle d'une maladie articulaire. Il semble que tout se borne au déplacement des os, et l'individu affecté n'offre aucun autre symptôme que ceux qui résultent de la disjonction des surfaces articulaires.

Dans la luxation *spontanée*, au contraire, c'est une maladie apparente, à symptômes bien déterminés, qui provoque le déplacement des os. Ainsi, l'hydarthrose, les arthrites aiguë et chronique, les fongosités synoviales, les caries osseuses, etc., sont autant d'affections qui relâchent peu à peu ou détruisent les liens articulaires, altèrent les surfaces de contact et, finalement, produisent la disjonction des os. De là, la qualification de *pathologigues* que Malgaigne imposait à ces luxations improprement dites spontanées.

Jusqu'ici, comme on voit, la distinction entre ces deux groupes de luxations est des plus claires et des mieux justifiées. Mais voici d'autres particularités qui, au premier abord, tendent à obscurcir singulièrement la question. D'une part, en effet, d'après certains observateurs, il existerait des luxations fémorales certainement *postérieures à la naissance*, et qui offriraient une exacte ressemblance avec les luxations originelles, c'est-à-dire qu'elles se produiraient en dehors de toute maladie antérieure ou concomitante de l'articulation, et par le simple fait d'un relâchement des ligaments de la jointure. Ces luxations, ne différant en rien, si ce n'est par leur époque d'apparition, des luxations de naissance, ont dès lors été comprises dans le même groupe et sous la même dénomination que ces dernières.

De là, ce singulier contre-sens étymologique qui applique l'épithète *congénitale* à une infirmité produite plus ou moins longtemps après la naissance. D'autre part, s'il est généralement vrai qu'on ne constate chez le nouveau-né aucune maladie actuelle dans les articulations coxo-fémorales disjointes, il n'existe pas moins quelques faits incontestables qui démontrent péremptoirement que cette règle n'est pas absolue, et que la luxation peut être due (au moins exceptionnellement) à une maladie de l'article, comme on l'observe pour la luxation spontanée postérieure à la naissance. Il résulte de ce fait qu'en prenant l'expression : *spontanée* dans le sens qui lui est généralement attribué en pathologie articulaire, on exclut arbitrairement du second groupe de luxations, des disjonctions articulaires qui reconnaissent une même origine morbide et qui n'en diffèrent que par l'époque à laquelle elles se sont produites (période de la gestation).

Ainsi, d'un côté, la signification du mot *congénital* a été très-abusivement étendue à certaines luxations de date postérieure à la naissance, tandis que de l'autre, par un abus tout contraire, on a conventionnellement restreint celle du mot *spontané*. Dans le premier cas, on n'a pas tenu compte de l'époque d'apparition de la luxation; c'est le caractère étiologique ou l'absence de maladie articulaire qui a servi de base à la composition du groupe. Dans le second, au contraire, le caractère étiologique ou l'existence d'une affection de la jointure a été sacrifié, et c'est l'époque d'apparition du déplacement, soit avant, soit après la naissance, qui a servi de limite aux deux classes.

Il est inutile de faire remarquer combien un tel procédé est défectueux et jette d'obscurité dans l'histoire pathologique des luxations congénitales et spontanées. Heureusement, pour la question que je dois spécialement traiter dans ce travail, toute cette terminologie vicieuse ne présente qu'un médiocre inconvénient. Que les luxations du fémur soient produites ou non par une maladie articulaire, qu'elles apparaissent avant ou après la naissance, leur influence sur le développement et la conformation du bassin, de même que sur la grossesse et l'accouchement, sans être absolument semblable dans tous les cas, est cependant *d'ordinaire* tellement analogue dans ses effets, que l'on peut, sans nuire à la clarté de la description, les confondre dans une histoire générale.

Si parfois l'on constate dans les déformations pelviennes des différences très-notables, c'est le plus souvent, en effet, à des circonstances étrangères au caractère coxalgique ou congénital de la luxation qu'il convient de les rapporter.

Bien plus, les luxations *traumatiques* elles-mêmes peuvent exercer sur la conformation du bassin une semblable influence. Il suffit, pour cela, que le déplacement du fémur se soit effectué dans l'enfance, ou tout au moins avant la complète soudure des pièces composantes de l'os iliaque. Ce genre de luxations, au point de vue des accouchements, est donc susceptible de produire des effets entièrement comparables à ceux des luxations congénitales ou spontanées. Quant aux disjonctions accidentelles qui se produisent tardivement, elles n'agissent guère sur la conformation du bassin que par la claudication qu'elles déterminent, et cette action se réduit à des altérations très-limitées.

La *claudication*, cependant, de quelque source qu'elle provienne, qu'elle dépende d'une malformation de la tête fémorale ou de la cavité cotyloïde, ainsi que Palletta (1) en a relaté de beaux exemples, qu'elle soit le résultat d'une ankylose du genou, d'une amputation de la jambe ou d'une paralysie, etc., la claudication, dis-je, peut également provoquer des altérations dans la forme du bassin. Ce n'est, il est vrai, qu'à la condition d'avoir une date très-ancienne ou même de remonter aux premières années de la vie. Mais, chose intéressante à constater, les déformations dues à ce vice fonctionnel ne sont pas sans offrir, à l'intensité près, une certaine ressemblance avec celles qui succèdent aux luxations fémorales du premier âge.

Voilà donc toute une série de causes susceptibles d'engendrer dans le pelvis des déformations spéciales qui offrent entre elles, soit une grande similitude, soit de frappantes analogies. En les disposant approximativement, d'après le degré de leur intensité d'action sur le développement du bassin, on arrive au résultat suivant :

(1) Palletta. *Adversaria chirurgica*, 1788 ; et *Exercitationes pathologicæ*, 1820. Milan, in-4°.

1°	LUXATIONS CONGÉNITALES	ou *originelles*, *intra-utérines*, *de naissance*.
2°	LUXATIONS SPONTANÉES (postérieures à la naissance)	ou *pathologiques*, *graduelles*, *coxalgiques*.
3°	LUXATIONS TRAUMATIQUES (datant de l'enfance ou, du moins, antérieures à la puberté).	[*dans la fosse iliaque*].
4°	CLAUDICATION (originelle ou acquise, mais antérieure à la puberté.)	[*indépendante d'une luxation fémorale.*]
5°	*a.* LUXATIONS FÉMORALES (traumatiques ou spontanées) *b.* CLAUDICATION (indépendante d'une luxation fémorale)	*postérieures à la puberté.*

De toutes ces causes de déformation pelvienne, les deux premières seules rentrent directement dans mon sujet, et c'est de leur influence sur l'accouchement que je m'occuperai d'une manière spéciale. Mais, afin de rendre cette étude plus complète et de ne pas séparer, d'une façon trop absolue, des éléments sous plus d'un rapport tout à fait comparables, je m'appliquerai à les rapprocher, toutes les fois que je pourrai le faire sans nuire à la clarté des descriptions.

Cette comparaison s'imposera, en quelque sorte, d'elle-même, lorsque je traiterai du mécanisme suivant lequel le bassin subit des altérations de forme par le fait des luxations congénitales et spontanées. La claudication, en effet, est un vice fonctionnel commun à toutes les infirmités que je viens d'énumérer, et elle en relève directement, soit à titre d'élément secondaire, soit au contraire à titre d'élément principal ou presque exclusif. Il en sera de même encore, lorsque je considèrerai l'influence que la claudication peut exercer sur la grossesse et sur l'accouchement.

Outre l'intérêt particulier que présentent les luxations spontanées et de naissance, sous le rapport de la parturition, ces déplacements du fémur offrent encore à d'autres points de vue une importance que je dois signaler.

A. Puisque des enfants peuvent naître avec des luxations datant de la vie intra-utérine, il est naturel de se demander si, pendant le travail de l'accouchement, cette circonstance ne serait pas de nature à imposer au médecin des précautions spéciales. Assurément, en cas d'intervention, surtout lorsqu'il s'agit d'effectuer la version pelvienne, on devrait s'appliquer avec un soin particulier à ne pas aggraver, par des tractions trop fortes ou mal dirigées, l'état morbide déjà existant. Mais ce précepte perd toute valeur pratique, si l'on considère que la luxation originelle, déjà très-difficile à reconnaître après la naissance, le sera nécessairement bien plus encore lorsque le fœtus est renfermé dans les parties maternelles. On peut même dire qu'un tel diagnostic serait, le plus souvent, absolument impossible.

B. Si l'on en croit certains auteurs, tels que, A. Paré, J.-L. Petit, et plus près de nous, Capuron, Langstaff, etc., les luxations congénitales seraient ordinairement la conséquence d'un accouchement par les pieds et des mauvaises manœuvres de l'accoucheur. Une telle opinion, très-certainement, n'est pas seulement exagérée comme le voulait Malgaigne, mais je la crois encore très-voisine d'une erreur ; et l'histoire toire rapportée par Capuron, à l'Académie de médecine, d'une jeune fille de onze ans atteinte d'une double luxation congénitale de la hanche, ne me paraît point faite pour la confirmer. Quoique, dans ce cas, l'enfant se soit présenté, pendant l'accouchement, par le siège avec les membres inférieurs relevés sur le devant du tronc, et que la sage-femme, pour l'extraire, ait appliqué dans le pli des aines ses doigts recourbés en crochets, je ne vois rien là qui ne soit de pratique vulgaire et généralement très-innocente. Les autres faits invoqués à l'appui d'une telle étiologie ne sont d'ailleurs pas plus démonstratifs. Il n'y a donc pas à se préoccuper dans l'accouchement d'un accident de ce genre, et les règles de prudence dont l'accoucheur ne doit jamais se départir pendant une opération, suffisent pleinement à le garantir d'une semblable éventualité.

C. Enfin, la parturition se relie encore à l'histoire des luxations fémorales sous un autre rapport. J'ai trouvé, en effet, dans le cours de mes recherches, plusieurs observations de luxations spontanées du fémur produites, chez des femmes récemment accouchées, par une arthrite suppurée. Cette disjonction des os, assurément favorisée par l'état puerpéral, mériterait peut-être une étude spéciale. Mais les faits me semblent trop peu nombreux encore pour qu'on puisse l'entreprendre avec fruit. En traiter ici serait, d'ailleurs, hors de propos. Comme pour les deux états pathologiques (*A*. et *B*.) dont je viens de parler, je me bornerai, dès lors, à cette simple mention et je n'y reviendrai point (1).

Ainsi délimité, le sujet que je vais aborder se trouve donc réduit à l'*étude des influences que les luxations congénitales et spontanées du fémur peuvent exercer sur la conformation du bassin, de même que sur la grossesse et sur l'accouchement.*

J'ajouterai, relativement aux variétés de luxations fémorales en arrière, en haut, en avant ou en bas, que les nombreux bassins que j'ai observés, de même que ceux dont la description se trouve dans les auteurs, n'ont jamais présenté d'autres variétés de disjonction que celles qui caractérisent *l'epèce iliaque.* C'est, en conséquence, ce genre de bassins, les seuls connus jusqu'à ce jour, que j'aurai exclusivement en vue dans mes descriptions.

(1) Voici le sommaire de trois de ces observations :

Obs. I. — Femme de 31 ans, affectée, le lendemain de son accouchement, d'inflammation pelvienne. Formation d'un abcès sus-inguinal. Production d'une luxation spontanée. Morte dans le marasme, trois mois après l'accouchement. A l'autopsie, la tête fémorale fut trouvée dans la fosse iliaque, au-devant de la grande échancrure sciatique. (*Arch. gén. de méd.*, 1843, 4e série, t. II, p. 178.)

Obs. II. — Luxation spontanée du fémur chez une femme récemment accouchée. Vaste abcès iliaque. Mort. Tête fémorale luxée sur la partie antérieure de la fosse iliaque. (*Soc. anat.*, 1838, t. XIII, p. 122.)

Obs. III. — Dame de 22 ans; abduction forcée de la cuisse pendant le travail de l'accouchement; inflammation et suppuration pelviennes consécutives. Luxation spontanée du fémur en haut et en dehors. Réduction vingt-six mois après l'accident. Guérison. (Humbert et Jacquier. *Obs. sur la manière de réduire les luxations.* Paris, 1835, p. 121.)

Je diviserai ce travail en sept chapitres qui comprendront :

Le *premier*, une esquisse historique de la question,

Le *second*, une étude des déformations pelviennes produites par les luxations du fémur soit congénitales, soit spontanées ;

Le *troisième*, l'examen des causes, du mécanisme et du développement de ces mêmes déformations ;

Le *quatrième*, l'exposé clinique des influences exercées par les luxations sur la grossesse et sur l'accouchement.

Dans le *cinquième*, je déduirai du caractère et du degré de ces influences le pronostic relatif aux accouchements.

Le *sixième* renfermera le diagnostic des luxations fémorales et des altérations du bassin.

Enfin, le *septième* sera consacré à l'examen des indications pratiques qu'on peut déduire soit de la connaissance des observations anatomiques, soit surtout de celle des observations cliniques (1).

(1) Je relaterai, en outre, dans le cours et à la fin de cette thèse, deux ordres d'observations : les unes *anatomiques*, c'est-à-dire comprenant la description et les mensurations de divers bassins ; les autres, *cliniques*, c'est-à-dire renfermant l'exposé des particularités offertes par la grossesse et l'accouchement, chez des femmes atteintes de luxation fémorale ou de simple claudication.

Pour prévenir toute confusion entre les unes et les autres, j'appliquerai à chaque groupe non-seulement un numérotage spécial, mais encore un caractère typographique différent.

La première observation *anatomique*, p. 29, présentera, en regard des mensurations du bassin mal conformé, celles d'un bassin normalement développé.

CHAPITRE I.

COUP D'ŒIL HISTORIQUE SUR LES LUXATIONS CONGÉNITALES ET SPONTANÉES DU FÉMUR, CONSIDÉRÉES AU POINT DE VUE DES ACCOUCHEMENTS.

L'étude des altérations pelviennes qui sont la conséquence des luxations soit congénitales, soit spontanées du fémur, exigeait, on le comprend, comme condition indispensable, que ces luxations fussent préalablement connues. Il en est de même, et à bien plus forte raison, de la connaissance des particularités que peut, en pareil cas, présenter l'accouchement. Or, s'il est vrai qu'Hippocrate n'a pas ignoré l'existenee des luxations de naissance, ainsi que plusieurs passages de son *Traité des articles* en témoignent d'une façon non douteuse, il est vrai aussi que les notions du père de la médecine étaient, sur ce point, fort limitées. Aussi confond-il dans une description commune les luxations traumatiques et les luxations originelles.

Après Hippocrate, il faut traverser de longs siècles pour trouver quelques données plus précises. A. Paré admet les luxations congénitales et dit quelques mots de leurs causes (1). Mais là se bornent les notions qu'il en possède.

Malgré le fait de Kerkringius (Obs. 61e — *Observationes anatomicæ*, etc. Amsterdam, 1670, in-4°), le premier bien constaté à la dissection, Palletta, en 1788, ne savait pas encore distinguer des autres cette cause de claudication originelle. Ce n'est qu'en 1820, dans son livre intitulé : *Exercitationes pathologicæ* (Mediolani, in-4°, p. 90), qu'il eut lui-même l'occasion de la reconnaître dans une autopsie d'enfant âgé de quinze jours.

En réalité, c'est à Dupuytren (2) qui, en 1826, lut à l'Académie des sciences un mémoire sur la claudication dépendant d'une luxation originelle du fémur, qu'il faut rapporter la grande impulsion donnée de nos jours à l'étude de cette espèce pathologique. A partir de cette époque, les travaux se multiplient non-seulement sur l'anatomie et l'étiologie de ces luxations, mais encore et surtout sur leur thérapeutique. C'est à ce genre de publications qu'il convient de rapporter spécialement les mémoires, les livres et les communications académiques dont les auteurs sont Delpech, de Montpellier, Breschet, Humbert et Jacquier, Caillard-Billionière, Bouvier, J. Guérin, Ph. Boyer, Parise, Cruveilhier, Pravaz, de Lyon, etc., etc.

Voilà donc les luxations congénitales du fémur partout étudiées, et bien connues dans leur plus importants détails. C'était un premier et indispensable progrès à réaliser pour arriver à la solution de la question, considérée au point de vue des accouchements. Les

(1) A. Paré. *Œuvres complètes*, édit. Malgaigne, t. II, p. 350.

(2) Dupuytren. *Rép. gén. d'anat. et de physiol.*, 1826, t. III, p. 82, et *Leçons de clinique chirurgicale*, t. I, p. 125.

voies étant ainsi préparées, un second progrès ne tarda pas à s'accomplir.

Déjà Dupuytren avait abordé, dans son mémoire, l'examen des déformations pelviennes; mais il n'y avait attaché qu'une très-médiocre importance. Il s'était, en effet, hâté de conclure que, « dans ces luxations, le bassin acquiert les dimensions les plus favorables à l'exercice des viscères qu'il renferme, et qu'il est aussi propre à recevoir, à conserver et à transmettre au dehors le produit de la fécondation que chez les personnes les mieux conformées. » C'est à M. Sédillot que revient le mérite d'avoir le premier, en 1835, particulièrement étudié ce point intéressant d'anatomie pathologique et d'avoir indiqué, en même temps, les causes principales ou le mécanisme de ces déformations (1). Après la publication de son mémoire se succédèrent, à de courts intervalles une série de travaux sur le même sujet, les uns ne traitant que la question purement anatomique, les autres renfermant à la fois la description des altérations pelviennes et le mécanisme suivant lequel elles se produisent. C'est ainsi que parurent, en 1839, le mémoire de G. Vrolik senior (2), le rapport de Gerdy à l'Académie de

(1) Le mémoire de M. Sédillot, adressé à l'Académie des sciences, fut égaré. Il renfermait douze observations, dont les deux premières furent publiées dans le *Journal des connaissances medico-chirurgicales*, fév. 1836, et les autres dans le journal l'*Expérience*, déc. 1838 et janv. 1839, etc. Ce mémoire avait pour titre : *Anatomie pathologique des luxations du fémur en haut et en dehors, ou iliaques, congénitales, traumatiques ou par coxalgie.* (Voir Sédillot, *Contributions à la chirurgie*, Paris, 1868, t. I, p. 296.)

(2) G. Vrolik sen. *Essai sur les effets produits dans le corps humain par la luxation congénitale et accidentelle non réduite du fémur.* Traduction du hollandais. Amsterdam, 1839, in-4° avec 4 pl.

médecine (1); le chapitre de Rokitansky relatif au bassin *coxalgique*, et faisant partie de son *Manuel d'anatomie pathologique* (2); le livre de C. C. T. Litzmann, ayant pour titre : *Du bassin oblique ovalaire, particulièrement de celui qui résulte d'une coxalgie unilatérale* (3); celui du docteur Ernest Gurlt, *sur quelques déformations du bassin humain, produites par maladies des articulations* (4); enfin, les mémoires plus récents de M. Hubert de Louvain (5), et de Lenoir (6), ainsi que les deux publications du professeur Giamb. Fabbri, de Bologne, ayant pour titre, l'une : *Description d'un bassin oblique ovalaire de Nægele avec luxation congénitale iliaque des deux fémurs, etc.*; et l'autre : *Des déformations produites dans le bassin par divers genres de claudication* (7).

(1) Gerdy. *Rapport sur deux Mémoires de Pravaz;* journal l'*Expérience*, t. IV, et *Bull. de l'Acad. de méd.*, 1839, t. IV, p. 121.

(2) Rokitansky. *Handbuch der patholog. anat.*; Band 2, S. 300.

(3) Litzmann. *Das schärg-ovale Becken mit besonderer Berücksichtigung seiner Entstehung im Gefolge einseitiger coxalgie.* Kiel, 1853, in-fol. m. 5 lith. Taff.

(4) E. Gurlt. *Ueber einige durch Erkrankung der Gelenkverbindungen verursachte Misstaltungen des menschlichen Beckens.* Berlin, 1854, in-fol. (*Mit fünf Tafeln Abbildungen und einer Tabelle.*)

(5) L.-J. Hubert. *Mécanisme du développement du bassin, et de la production de ses principales anomalies.* Bruxelles, 1856, in-4°, p. 49.

(6) Lenoir. *Déformation du bassin par cals difformes et par luxations accidentelles ou spontanées, non réduites, des os propres de cette cavité ou des os qui l'avoisinent.* (*Arch. gén. de méd.*, 1859, t. XIII, 5e série, p. 5 et 182); et *Atlas complémentaire*, etc., 1860, p. 47.

(7) G. Fabbri. *Descrizione di una pelvi obliqua-ovale di Naegele con lussazione congenita iliaca dei due femori; e considerazioni intorno alle cause e al modo di prodursi delle deformità che vi sono.* Bologna, 1861, in-4. — *Delle deformità che derivano alla pelvi da diverse maniere di zoppicamento.* Bologna, 1864, in-4, con tav.

Ces divers travaux, la plupart très-importants, et presque tous accompagnés de nombreux dessins, ont puissamment concouru à élucider la question d'influence des luxations fémorales sur le développement du bassin. Toutefois, comme on le verra, il est des points intéressants que les auteurs ont laissé presque complétement dans l'ombre. La plupart d'entre eux ont confondu dans une même description les bassins à luxation traumatique ancienne, ceux dont la luxation était congénitale et ceux qui étaient affectés de luxation spontanée. Bien plus, non-seulement cette étude a été faite d'après des bassins déformés par des luxations anciennes, quels que soient leur caractère et leur origine, mais encore d'après des bassins d'hommes ou de femmes indifféremment. A vrai dire, il était difficile qu'il en fût autrement, car les bassins réunis dans les musées ou les collections particulières sont loin de présenter toujours leur *état de provenance*. J'ajouterai, d'ailleurs, que cet inconvénient est de peu d'importance. Les causes déformatrices du bassin à luxation fémorale sont, en effet, exactement les mêmes dans les deux sexes. Et Rokitansky, en vertu de cette similitude, n'a pas hésité à confondre sous la dénomination de *bassins coxalgiques* ceux qui offrent les déformations caractéristiques soit de la luxation congénitale, soit de la luxation traumatique ancienne, soit enfin de la luxation spontanée. Gurlt et Fabbri ont également adopté, au moins d'une façon implicite, cette manière de voir, puisque dans le tableau des mensurations pelviennes que chacun d'eux publie à la fin de son propre travail, on voit figurer des bassins d'hommes et, sans aucun doute, aussi des bassins à luxation traumatique.

Quoi qu'il en soit, les nombreuses recherches des savants contemporains sur les déformations que produisent, dans le bassin, les luxations de la hanche ont éclairé, d'une façon très-satisfaisante, la plupart des points importants qui s'y rattachent; et, sous plus d'un rapport, la concordance remarquable des diverses descriptions entre elles témoigne que la science est bien près d'être, à cet égard, définitivement fixée.

Mais, pour entreprendre la solution du problème relatif aux accouchements, il fallait envisager encore le sujet à un autre point de vue, c'est-à-dire rechercher cliniquement l'influence que les disjonctions du fémur peuvent exercer sur la grossesse et sur la parturition. Or, ici tout devient incertitude, par la pénurie des travaux spécialement entrepris dans cette voie.

La connaissance précise des déformations produites dans le bassin par les luxations fémorales étant d'acquisition tout à fait contemporaine, on conçoit aisément que les anciens ne pouvaient avoir sur la question clinique que des vues très-incertaines et souvent erronées. Confondant entre elles la plupart des causes de claudication originelle ou de l'enfance, ils ont dû rapporter plus d'une fois à ce vice fonctionnel les difficultés de l'accouchement qui dépendaient de toute autre circonstance. Cette réserve faite, il n'est pas moins fort intéressant de jeter, dans les ouvrages d'une autre époque, un coup d'œil rétrospectif au sujet de cette question spéciale.

Quelques-uns pensaient, avec Mauriceau, que « les boiteuses ont quelquefois les os du passage mal conformés (1), » et ils se bornaient à laisser ainsi pres-

(1) Mauriceau. *Traité des mal. des femmes grosses*, etc., 740; 7e édit., t. I, p. 260.

sentir que l'accouchement pouvait en être entravé.

D'autres, distinguant, avec plus de raison, les boiteuses déhanchées des autres, disaient, avec Ph. Peu, que « les boiteuses sont plus en danger que les bossues, et leur enfant aussi; principalement celles qui ont les cuisses trop écartées l'une de l'autre, ou les hanches luxées en dehors..... Pour peu qu'elles soient avancées dans leur terme, ajoute le même auteur, elles battent le pavé de leur ventre, ce qui les empêche de porter leur fruit jusqu'au bout. » Puis comme exemple, il rapporte l'observation suivante, qui mérite d'être reproduite :

« Je me souviens, dit-il, qu'étant nouvellement établi, on me proposa d'épouser une jeune personne, belle, riche, fort spirituelle, fille d'un père que j'honorois beaucoup, mais petite et qui boitoit tout bas d'un côté. Les suites que j'en appréhendois contribuèrent à m'empêcher de conclure ce mariage. Un de nos aspirants en chirurgie, plus hardi que moi et peut-être plus infortuné, en devint amoureux et la prit pour femme. Elle devint grosse par malheur, et si incommodée qu'elle ne pouvoit sortir. Pour peu qu'elle le fît, son ventre touchoit à terre, et elle tomboit dessus au moindre faux pas. Ses fréquentes chutes la firent aliter. Les accidents survinrent, son enfant mourut et elle aussi, enceinte d'environ huit mois (1). »

Plus près de nous Jacobs se range également de l'opinion de Peu et de Mauriceau. « Les femmes boiteuses, remarque-t-il, peuvent avoir le bassin vicié,... et dans le boitement par dislocation du fémur le bas-

(1) Peu. *La pratique des accouchements*, Paris, 1694, p. 107.

sin, mal conformé, peut rendre l'accouchement difficile (1). »

Lamotte, au contraire, combat plaisamment cette doctrine en lançant, à l'adresse de Peu, un trait qui ne manque pas de malignité. « Quoique, dit-il, la demoiselle qu'on lui destinait pour femme, et qu'un autre épousa, fût boiteuse, et qu'elle eût eu un accouchement des plus mauvais, est-ce une raison convaincante pour inférer que toutes les boiteuses soient sujettes à un tel malheur? Il est à craindre qu'un dépit amoureux n'ait porté cet auteur à répandre ce trait malin sur toutes celles qui souffrent cette incommodité (2)..... »

Entre ces deux opinions opposées, nous en trouvons une autre, à notre avis, beaucoup plus juste, et qui consiste à admettre ou à rejeter l'existence d'une déformation du bassin, selon l'époque à laquelle s'est manifestée la claudication. Voici comment Levret l'a formulée dans son livre intitulé : *L'art des accouchements* (in-8°, 1766, p. 13) : « Les femmes bossues et les boiteuses qui, dans leur jeunesse, n'ont pas subi de ramollissement dans les os, accouchent pour l'ordinaire aussi facilement que celles qui ne sont pas contrefaites ou claudicantes, si ces difformités ne leur sont survenues qu'après l'âge de la puberté; il est rare qu'il en arrive autant à celles à qui la claudication est arrivée en bas âge. »

Comme on le voit, l'opinion des accoucheurs des derniers siècles au sujet des difficultés que la claudication et la dislocation des hanches peuvent susciter

(1) Jacobs. *École pratique des accouchements*, in-4°, 1785, p. 39 et 239.

(2) Lamotte. *Traité complet des accouch.*, in-8°, 1765, t. I, p. 559.

dans l'accouchement, est des plus divergentes, et si l'on consulte sur ce point les auteurs modernes, on rencontre la même diversité de vues. J'ai déjà cité le sentiment de Dupuytren qui était aussi celui de Palletta et de Camper. Pour ces chirurgiens, la luxation fémorale ne provoquait aucune difficulté dans la parturition. Beaucoup d'accoucheurs contemporains sont également de cet avis.

Mais il en est d'autres qui conservent, au contraire, des doutes sur la facilité avec laquelle accoucheraient les femmes atteintes de luxation de la hanche. Quelques cas incontestables de difficultés graves apportées dans la parturition par le fait de cette infirmité sont bien propres, en effet, à jeter sur ce point de l'incertitude dans l'esprit. Le fait de Peu que je viens de rapporter, un autre de Fabbri et plusieurs exemples du même genre cités par M. Blot dans une discussion à la *Société de chirurgie* (1), démontrent que la luxation de la hanche n'est pas toujours pour la grossesse et l'accouchement aussi innocente que beaucoup de médecins l'ont pensé. Lenoir a d'ailleurs avancé cette opinion plus théorique que réellement appuyée sur des faits, à savoir, que si les luxations doubles permettent, comme l'a dit Dupuytren, un accouchement facile, il n'en est plus de même des luxations unilatérales. Celles-ci, en déterminant un rétrécissement oblique du bassin, pourraient au contraire amener de réelles complications dans l'exercice de la parturition.

En face de tous ces dissentiments, quelle opinion convient-il d'adopter? Par quels moyens est-il possible d'arriver à une exacte connaissance de la réalité? C'est là une double question que je tenterai de résoudre à

(1) *Gaz. des Hôpitaux*, 1865, p. 251.

l'aide des observations cliniques que je me suis efforcé de réunir. Jusqu'ici des travaux de ce genre n'ont pas encore été entrepris; c'est un chapitre spécial presque entièrement à créer. A l'exception de quelques éléments disséminés, et en particulier d'un travail de mon excellent ami et ancien collègue d'internat, le docteur Lefeuvre (1), ainsi que d'une thèse du docteur Chanoine (2) sur une question afférente à ce sujet, aucune publication n'a été faite sur cette matière. Pour arriver à élucider ce point de pratique, j'ai dû non-seulement utiliser les observations éparses que j'ai pu rencontrer dans les livres, mais encore rechercher avec un égal soin des observations inédites, pour les ajouter à quelques autres que j'avais déjà recueillies moi-même, soit pendant mon clinicat à la Faculté, soit dans la pratique civile (3).

(1) Lefeuvre. *Des luxations congénitales du fémur au point de vue des accouchements*. Paris, thèse, 1862.

(2) Chanoine. *Considérations sur les altérations du bassin produites par le raccourcissement des membres inférieurs*. Thèse, Paris, 1867.

(3) Je dois ici particulièrement remercier M. Depaul, qui a bien voulu mettre à ma disposition, non-seulement sa collection de l'hôpital des Cliniques, mais encore plusieurs photographies dont j'ai utilisé le dessin au chapitre *Diagnostic*. Je remercie également MM. Danyau, Stoltz (de Strasbourg), Blot et Tarnier pour les témoignages d'estime ou d'amitié dont ils ont bien voulu m'honorer, en m'offrant, les uns, le secours de leur bibliothèque, les autres, des observations inédites précieuses, qu'on trouvera reproduites dans le cours de ce travail.

A la suite de ces noms, tous si honorés dans la science, je suis heureux d'inscrire encore ceux de deux internes, aussi laborieux que distingués, qui ont bien voulu me prêter le concours de leur talent de dessinateur, M. Jos. Renaut, mon interne, et M. Alex. Baréty, interne de M. Parrot, mon collègue à l'hospice des Enfants-Assistés.

CHAPITRE II.

DESCRIPTION DES DÉFORMATIONS PELVIENNES QUI SONT LE RÉSULTAT D'UNE LUXATION FÉMORALE, SOIT SPONTANÉE, SOIT CONGÉNITALE.

Je l'ai déjà dit : les altérations du bassin qui sont la conséquence des luxations du fémur ne diffèrent pas sensiblement entre elles, au moins dans leurs traits généraux, lorsque le déplacement articulaire date de la vie intra-utérine ou des premières années de l'enfance. Qu'il s'agisse d'une luxation de naissance, d'une luxation spontanée, ou même d'une luxation traumatique, peu importe ; les déformations offriront sensiblement le même type. C'est pour cette raison que Rokitansky a réuni dans sa description, sous la désignation commune de *bassins coxalgiques*, ceux dont la luxation, quoique d'origine diverse, a engendré le type de déformation auquel je fais allusion. Comme à cet auteur, il me paraît en effet avantageux de leur donner une qualification spéciale. Mais celle qu'il a adoptée pouvant prêter à l'équivoque en raison de la cause habituelle (coxalgie) des luxations dites spontanées, je crois préférable de lui en substituer une autre qui n'offre pas cet inconvénient. Je désignerai donc sous le nom de bassin à type *ilio-fémoral*, ou plus simplement de bassin *ilio-fémoral*, celui qui est affecté de l'espèce particulière de déformation dont il s'agit. Cette qualification aura tout à la fois l'avantage d'être moins ambiguë que celle de Rokitansky et de rappeler la cause générale qui a provoqué l'altération de forme du pelvis, c'est-à-dire la luxation du fémur dans la fosse iliaque.

Je dois faire ici, toutefois, une restriction importante qui a été négligée par les auteurs, et qui mérite, à mes yeux, de fixer très-sérieusement l'attention. Parmi les bassins à luxation fémorale, il en est quelques-uns qui s'écartent complétement du type dont je viens de parler et qui doivent être rangés dans une catégorie à part. Ces bassins, en effet, malgré la disjonction originelle dont ils sont affectés, ne présentent nullement les traits de déformation qui caractérisent le type ilio-fémoral. Ils s'en éloignent, au contraire, considérablement. Leur genre de viciation, très-variable et souvent très-complexe, me paraît surtout dépendre d'une cause puissante d'altération qui est venue s'ajouter à celle que constitue la luxation.

Indépendamment du bassin ilio-fémoral qui forme une espèce spéciale, il y a donc lieu, à mon avis, d'établir dans l'étude des bassins à luxation du fémur une seconde espèce, ou plutôt une seconde classe sur laquelle je donnerai plus loin de nouveaux détails.

A. BASSINS ILIO-FÉMORAUX.

(*Bassins coxalgiques de Rokitansky.*)

Si le caractère étiologique de la luxation reste indifférent pour le type de la déformation pelvienne, il en est tout autrement de l'état de la disjonction suivant qu'elle est *simple* ou *double*. Le bassin dans ces deux cas présente des altérations de forme et de direction, je ne dirai pas absolument différentes, mais du moins sous certains rapports fort dissemblables entre elles. De là, la nécessité de décrire séparément deux variétés de déformation à type ilio-fémoral.

La description que je vais en donner sera, bien entendu, d'abord une description générale dans laquelle j'aurai en vue le type même de la déformation ; car il est inutile de faire remarquer que jamais, ou presque jamais, un seul bassin ne présentera d'une manière parfaitement accusée tous les traits qui caractérisent le type. Si l'on considère un bassin en particulier, on trouve, au contraire, que les principaux détails de configuration étant nettement tranchés, il en est d'autres plus ou moins accessoires qui sont effacés, peu reconnaissables ou même remplacés par d'autres. Mais les premiers sont toujours suffisants pour caractériser l'espèce. Après la description d'ensemble, j'indiquerai ces sortes d'anomalies qui trouvent, en général, une facile explication dans l'action diversement combinée des causes élémentaires de la déformation.

§ 1. — *Bassin ilio-fémoral à luxation simple.*

Ce qui frappe tout d'abord à l'examen de ce bassin, c'est un défaut de symétrie plus ou moins marqué entre ses deux moitiés latérales. Celle qui répond à la luxation est moins développée, comme amaigrie, légèrement déprimée dans sa portion pubienne et repoussée faiblement en arrière. Les parties composantes de la moitié saine conservent, au contraire, leur épaisseur et leur structure normales; mais la courbure interne de l'os iliaque est sensiblement redressée au niveau du cotyle. Il résulte de ce dernier fait que la symphyse pubienne est un peu déjetée en masse du côté luxé, que la courbure iliaque de ce même côté est parfois un peu augmentée et que le diamètre oblique qui correspond au côté sain (c'est-à-dire la ligne que l'on tirerait de l'éminence ilio-pectinée droite à l'articulation sacro-iliaque gauche, s'il s'agit d'une luxation fémorale gauche), est sensiblement diminuée. Il en est de même de la distance sacro-pectinée correspondante. Celle-ci offre même une diminution plus grande en raison de ce fait qui mérite d'être remarqué : c'est que, par suite du léger déjettement en arrière de la moitié gauche du bassin, la symphyse sacro-iliaque correspondante se trouve un peu reculée par rapport à la droite, et ce que le diamètre oblique droit a perdu de longueur en avant par le redressement de la courbure iliaque droite, il le regagne partiellement en arrière, tandis qu'il n'existe pas de compensation pareille pour la distance sacro-pectinée.

Un autre effet de cette espèce de recul de la moitié pelvienne en arrière est d'entraîner avec elle la portion correspondante du sacrum, de telle sorte que cet os se trouve légèrement dévié du côté luxé, sa face antérieure regardant un peu de ce même côté, comme si l'os eût tourné sur un axe vertical.

Le bassin est généralement incliné du côté luxé, et la colonne lombaire, dans quelques cas, présente une faible convexité antéro-latérale de ce même côté.

L'aile iliaque gauche, dans la luxation fémorale gauche, est légèrement redressée et moins étendue en surface; sa fosse interne est aussi généralement moins profonde ; mais ces effets sont loin d'être constants. On peut même observer le contraire.

Le pubis offre, à quelques centimètres de la symphyse, une dépression peu marquée, mais cependant très-sensible et qui a pour effet de diminuer la hauteur verticale du trou sous-pubien. Cet os est notablement aminci dans toutes ses parties, et sa crête est, le plus souvent, transformée en arête vive ou en véritable lame tranchante. La longueur de la branche horizontale du pubis est sensiblement agrandie, et le bord antérieur de l'aile iliaque, au contraire, amoindri. De telle sorte que si on mesure, d'une part, l'intervalle qui sépare la symphyse pubienne de la gouttière tendineuse du psoas, et, de l'autre, celui qui sépare cette dernière de l'épine iliaque antéro-supérieure, on trouve le premier augmenté et le second diminué. Cette gouttière du psoas est aussi notablement plus profonde du côté luxé.

La tubérosité et le corps de l'ischion sont fortement déjetés en dehors, comme écartés de la partie centrale du bassin, et la branche ischio-pubienne, mince, aplatie, est ainsi elle-même entraînée, allongée et redressée. De ce redressement résultent : 1° une obliquité sensible de la symphyse pubienne vers le côté malade ; 2° une diminution dans la hauteur verticale du trou sous-pubien, déjà rétréci dans le même sens par la dépression pubienne que j'ai signalée. Au contraire, par le fait de l'élongation des branches horizontale du pubis et ischio-pubienne, la dimension transversale de ce trou est augmentée. De là sa forme en ellipse à petit axe vertical, au lieu de sa forme ovalaire ou triangulaire habituelle. Enfin, l'angle sous-pubien est sensiblement plus ouvert que sur un bassin normal.

Si l'on mesure la hauteur du bassin à droite et à gauche, on trouve que du milieu de la crête iliaque à la tubérosité ischiatique l'intervalle est plus court du côté luxé que du côté sain; et cette diminution intéresse à la fois la hauteur de l'aile iliaque ou du grand bassin et celle de l'excavation pelvienne.

Le sacrum, indépendamment de la rotation légère qu'il semble avoir subi du côté luxé dans sa moitié supérieure, est parfois légèrement porté par sa pointe de ce même côté, comme si le coccyx, ordinairement dévié dans le même sens, l'avait un peu entraîné. Dans quelques cas, l'épine sciatique est aussi un peu plus saillante et plus déjetée vers l'intérieur du bassin que du côté sain.

Si l'on fait passer transversalement au-devant de la colonne lombaire un plan tangent à la face antérieure de la dernière vertèbre, ce plan partagera chacune des ailes iliaques en deux parties, l'une antérieure, l'autre postérieure. Or, l'étendue comparative de chacune de ces parties ne sera pas égale pour l'aile droite et pour l'aile gauche. Si du côté luxé la portion antérieure au plan représente seulement les deux cinquièmes de l'aile entière, du côté sain, cette même portion antérieure aura une étendue relativement plus considérable. En d'autres termes, l'aile iliaque du côté malade semble être un peu reportée en arrière relativement à celle du côté opposé. Dans la première, la crête iliaque est aussi généralement moins épaisse et moins contournée en S que dans la seconde. La cavité cotyloïde est rétrécie, déformée et moins profonde.

Tel est le détail des principales inégalités de forme qu'on remarque entre la moitié luxée et la moitié saine d'un bassin affecté de luxation unilatérale.

Elles se résument, en définitive, dans les points suivants : « le bassin est asymétrique, c'est-à-dire plus large d'un côté que de l'autre, et quand la déformation est portée très-loin, il ressemble à l'oblique-ovalaire de Naegele. » (Stoltz, *Correspondance particulière.*)

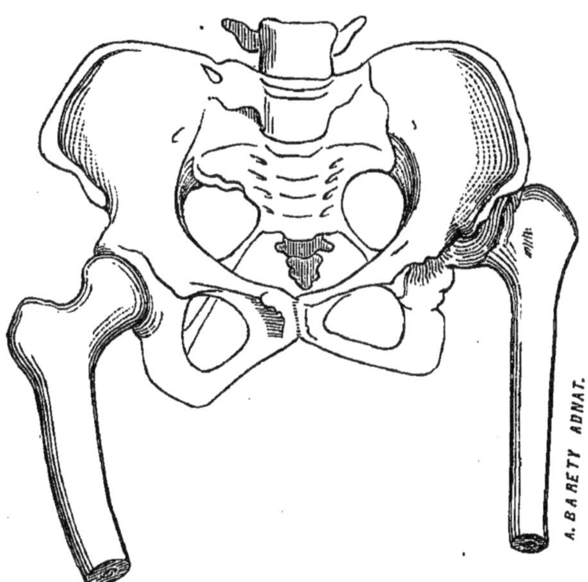

Fig. I. *Bassin décrit dans l'*Obs. B.

La luxation existe à gauche. La dépression du pubis gauche et la rectitude de la branche ischio-pubienne correspondante sont des plus marquées. La symphyse pubienne est très-oblique. La forme du trou sous-pubien gauche diffère de celle du même trou du côté droit.

Maintenant quelle est la moitié la plus large? Je l'ai déjà laissé pressentir; c'est la moitié correspondante à la luxation. La comparaison des divers diamètres obliques entre eux met cette vérité dans toute son évidence.

Quant à l'étendue des détroits et de l'excavation pelvienne, comparée à celle des mêmes parties dans un bassin normal, il est facile de voir qu'elle est largement suffisante pour permettre un accouchement normal à terme. Les diamètres transverses sont plutôt agrandis que diminués, et les antéro-postérieurs conservent à des nuances près leurs dimensions physiologiques.

Comme exemple de ce genre de déformation, je rapporterai les deux observations suivantes qui présentent l'une et l'autre des types du bassin ilio-fémoral. Les quelques différences qu'on observe dans leur configuration ou dans la dimension de leurs parties tiennent à des circonstances que j'aurai à faire ressortir quand j'étudierai les causes et le mécanisme des déformations.

Obs. A. — *Bassin avec luxation coxo-fémorale gauche.*

(Collection de la Maternité.)

Le bassin est entier avec les quatre dernières vertèbres lombaires et les deux fémurs dans toute leur longueur.

Le fémur gauche est luxé en haut et en arrière. La tête fémorale petite, mais entière et assez régulière, est très-éloignée de l'ancienne cavité cotyloïde. Elle se trouve dans la fosse iliaque immédiatement au-devant du bord de la grande échancrure sciatique, au niveau de l'espace qui sépare les deux épines iliaques antérieures, et à plus de 4 centimètres en arrière de cet espace. Il n'existe pas de cupule osseuse de nouvelle formation, mais une simple dépression à peine sensible et sans bourrelet. Le fémur est un peu atrophié et se trouve dans l'adduction.

Tout l'os iliaque gauche est plus petit que le droit; l'aile iliaque, sensiblement redressée, est moins déjetée en dehors que la droite.

Le pubis gauche et la branche ischio-pubienne du même côté sont plus minces, plus aplatis que les mêmes parties du côté droit. La branche ischio-pubienne gauche est plus oblique et plus longue (93 mill.) que la droite (88 mill.). Elle est aussi plus rapprochée de la branche horizontale du pubis, ce qui donne au trou sous-pubien une forme tout-à-fait elliptique, tandis que celle du trou sous-pubien droit a sa forme triangulaire ou ovalaire habituelle. Le grand axe du trou sous-pubien gauche égale 50 mill. et le petit axe 26, tandis que sur le droit, les mêmes lignes mesurent 43 mill. et 29 mill.

La symphyse pubienne est restée médiane, mais elle est sensiblement oblique de haut en bas et de droite à gauche. Les crêtes pubiennes ne sont pas tranchantes ; elles sont même peu accusées à l'exception de la gauche.

Le bassin entier est incliné du côté sain. La colonne lombaire est peu convexe en avant et ne présente qu'une très-légère convexité du côté gauche.

Le sacrum est bien développé ; il est fortement incurvé, mais d'une façon régulière. Le coccyx est dévié à droite.

GRAND BASSIN.

		DIMENSIONS d'un bassin normal.
Diamètre transverse du milieu d'une crête iliaque à l'autre.	255 mill.	260 mill.
Diamètre transverse d'une épine iliaque antéro-supérieure à l'autre	242 »	245 »
Diamètre transverse d'une épine iliaque antéro-inférieure à l'autre.	190 »	195 »
Hauteur de l'aile iliaque du milieu de la crête à la ligne innominée	88 »	90 »
De la gouttière du tendon du psoas gauche à la symphyse pubienne	100 »	95 »
De la gouttière du tendon du psoas droit à la symphyse pubienne	95 »	» »
De la gouttière du tendon du psoas à l'épine iliaque antéro-supérieure gauche	52 »	55 »
De la gouttière du tendon du psoas à l'épine iliaque antéro-supérieure droite	62 »	» »
Angle ilio-pubien droit.	160 »	» »
— gauche.	145 »	» »

PETIT BASSIN.

Détroit supérieur.	mill.	mill.
Diamètre antéro-post.	110	115
— transverse . . .	135	135
— oblique gauche.	127	120
— — droit. .	123	»
Distance sacro-pectinée gauche.	100	95
Distance sacro-pectinée droite	91	»
Demi-circonf. gauche.	205	200
— droite .	190	»

Détroit inférieur.	mill.	mill.
Diam. antéro-postér. .	85	110
— transverse. . .	130	110
— oblique gauche.	107	110
— — droit. .	105	110
Hauteur de l'arcade pubienne	45	60
Sa largeur à la base .	125	95
Ouverture de l'angle sous-pubien.	100°	70°

La différence notable qui existe entre les deux distances sacro-pectinées à l'avantage de la gauche, montre que le bassin est sensiblement plus large à gauche qu'à droite. En effet, si le diamètre oblique gauche ne dépasse que de 4 millimètres le diamètre oblique droit, tandis que la distance sacro-pectinée gauche dépasse la droite de 9 millimètres, c'est que l'aile gauche du sacrum est un peu inclinée à gauche, ainsi, d'ailleurs, que toute la face antérieure de cet os; d'où il résulte que l'articulation sacro-iliaque correspondante est un peu reculée par rapport à la droite, ce qui allonge d'autant le diamètre oblique droit.

La courbe iliaque droite est un peu redressée par la pression fémorale, et cette pression a déterminé tout à la fois l'obliquité de la symphyse pubienne et le déjettement un peu en arrière de l'os iliaque gauche.

EXCAVATION PELVIENNE.

Diamètre antéro-postérieur.	118	mill.	120	mill.
— transverse	124	»	»	»
— oblique gauche	124	»	»	»
— oblique droit	120	»	»	»
Hauteur du sacrum	105	»	110	»
Profondeur de sa concavité.	25	»	25	»
Hauteur latérale du petit bassin à droite et à gauche.	80	»	90	»
Hauteur de la symphyse pubienne	30	»	40	»
Épaisseur du pubis droit.	12	»	20	»
— — gauche	10	»	»	»
Hauteur totale du bassin, mesurée du milieu de la crête iliaque au bord inférieur de la tubérosité ischiatique	170	»	180	»

Obs. B. — *Bassin avec luxation coxo-fémorale gauche.*

(Collection de M. Depaul, à l'hôpital des Cliniques.)

L'os iliaque gauche dans son ensemble est moins développé, moins épais que le même os du côté droit. La différence est surtout prononcée quand on compare entre elles les deux moitiés latérales de l'arc antérieur du pelvis. La tubérosité ischiatique et l'épine pubienne gauches sont sensiblement plus petites que les mêmes parties du côté droit.

L'os coxal gauche dans sa totalité, mais surtout l'aile iliaque est un peu repoussée en arrière. La branche horizontale du pubis est sensiblement abaissée, déprimée, et la branche ischio-pubienne, rectiligne, est allongée, comme attirée en dehors. Celle-ci, très-amincie, est d'ailleurs d'un centimètre plus longue que la correspondante du côté droit. Le trou sous-pubien est presque elliptique à grand axe parallèle à la branche ischio-pubienne, par conséquent très-oblique en dehors. Ses dimensions sont, pour le grand axe, 5 centimètres et pour le petit axe 32 mill. Le trou sous-pubien droit, au contraire, a conservé sa forme ovalaire. Son grand axe ne mesure que 48 mill., tandis que le petit en offre 36. D'où l'on voit que les parties limitantes du trou gauche en haut et en bas se sont légèrement rapprochées l'une de l'autre. Le bord antérieur de l'aile iliaque gauche est plus mince, plus oblique en arrière que celui du côté droit, et ses deux épines sont moins développées, moins arrondies que celles du côté sain.

Les crêtes pubiennes forment des arêtes vives et très-minces. L'épaisseur du pubis gauche est de 9 mill., tandis que celle du pubis droit mesure 14 mill. L'épine sciatique gauche est plus inclinée et plus proéminente vers l'intérieur du bassin que la droite. Le sacrum étant très-peu incurvé ainsi que le coccyx, c'est l'épine sciatique qui semble avoir cédé en partie par une légère élongation aux tractions ligamenteuses.

Le bassin est sensiblement incliné du côté malade.

La tête luxée est atrophiée, aplatie et correspond à la portion de l'os coxal située immédiatement en arrière de l'ancienne cavité, laquelle est elle-même rétrécie, déformée et de forme triangulaire. Cette tête repose en arrière de l'épine iliaque antéro-inférieure; l'os iliaque présente à ce niveau une dépression planiforme qui n'est limitée par aucun relief osseux.

Du côté gauche, la moitié de l'aile iliatique est en arrière du plan de la face antérieure, de la 5e vertèbre lombaire, à droite, les deux cinquièmes seulement sont en arrière de ce même plan.

Voici le résultat des mensurations très-attentives que j'ai pratiquées sur ce bassin :

GRAND BASSIN.

Du milieu d'une crête iliaque à l'autre	240	mill.
D'une épine iliaque antéro-supérieure à l'autre . . .	245	»
— — inférieure — . . .	195	»
De la crête iliaque gauche à la ligne innominée . . .	80	»
— droite — — . . .	84	»

PETIT BASSIN.

Détroit supérieur.			*Détroit inférieur.*		
Diamètre antéro-post.	86	mill.	Diamètre coccy-pubien	112	mill.
— transverse. . .	130	»	Diamètre transverse. .	130	»
— oblique gauche	120	»	Diamètre oblique gauche.	105	»
— — droit. .	125	»	Diamètre oblique droit	112	»
Distance sacro-pectinée gauche	78	»			
Distance sacro-pectinée droite.	75	»			

EXCAVATION.

Diamètre antéro-postérieur.	111	mill.
— transverse	130	»
— oblique gauche	120	»
— — droit	120	»
Hauteur du sacrum	20	»
Profondeur de la concavité sacrée.	12	»
Du bord inférieur de la tubérosité ischiatique droite à la ligne innominée correspondante. (Hauteur latérale gauche de l'excavation).	77	mill.
Du bord inférieur de la tubérosité ischiatique gauche à la ligne innominée correspondante. (Hauteur latérale droite de l'excavation.)	83	»
Hauteur totale du bassin à gauche	157	»
— à droite.	167	»
Hauteur de l'arcade pubienne	48	»
Largeur à la base	104	»

Ouverture de l'angle sous-pubien. . . . . 100 degr.
De l'extrémité supérieure de la symphyse pubienne à la gouttière tendineuse du psoas iliaque gauche . . . 95 mill.
De l'extrémité supérieure de la symphyse pubienne à la gouttière tendineuse du psoas iliaque droit . . . . 100 (1).
De l'épine iliaque antéro-supérieure à la gouttière du tendon du psoas iliaque gauche. . . . . 52 mill.
De l'épine iliaque antéro-supérieure à la gouttière du tendon du psoas iliaque droit . . . . 56 »

L'observation suivante, quoique ne portant que sur un os iliaque isolé, mérite cependant d'être consignée ici, à cause de certains détails qui viennent confirmer l'exactitude de la description précédente.

Obs. C. — *Os iliaque gauche avec luxation fémorale.*

(Collection du musée Dupuytren, n° 749 *b*.)

Il s'agit là d'un *os iliaque seulement* et du fémur luxé : c'est le gauche. La tête fémorale est aplatie, mais n'est pas sensiblement atrophiée.

La nouvelle articulation se trouve en arrière et très-peu au-dessus de l'épine iliaque antéro-inférieure. C'est une *dépression planiforme* avec léger bourrelet pourvu d'une arête oblique en haut et en dehors (c'est-à-dire oblique dans le sens de la pression). Cette arête mince ressemble tout à fait à celle qu'on observe souvent derrière la symphyse pubienne, et parfois aussi sur la face antérieure de la symphyse sacro-iliaque saine, dans les cas de luxation fémorale. C'est une preuve que la cause de l'une (la pression) est la cause des autres.

Cet os coxal est remarquable par la minceur du *corps du pubis* à partir de 2, et surtout de 3 centimètres de sa surface articulaire. Cette minceur est telle qu'elle ne présente pas plus de 2 millimètres et même moins à un centimètre du trou sous-pubien et sur le bord même de ce trou à peine un demi-millimètre. En effet, le corps de

(1) Cette différence de 5 millimètres à l'avantage du côté droit est due à la présence de la tête fémorale luxée immédiatement au niveau de la gouttière du tendon du psoas, sur la face externe de l'iliaque. La pression du fémur a empêché le pubis de céder à l'élongation qu'on observe dans les autres bassins où cette particularité n'existe pas.

ce pubis est tellement étendu transversalement qu'il a dans ce sens 5 centimètres, et en hauteur 46 millimètres, et il va s'amincissant comme un tranchant du bord de la symphyse au trou obturateur. Son épaisseur au niveau de la symphyse est de un centimètre, *non compris* une arête vive de 2 ou 3 millimètres qui proémine en arrière et annonce que l'articulation a subi de fortes pressions. Le bord supérieur est, dans ses deux tiers externes, tranchant comme une lame de couteau. La distance de la symphyse pubienne à la gouttière du tendon du psoas mesure 112 millimètres, et le bord vertical antérieur de l'aile iliaque 68 millimètres. La différence entre les deux ne paraît ici nullement exagérée. Mais ce bord vertical est très-mince, onduleux, et les épines iliaques antérieures sont très-amaigries.

La fosse iliaque interne a une profondeur convenable. La crête iliaque est assez régulièrement contournée en S.

Le trou sous-pubien est triangulaire et large ; la branche horizontale du pubis est en effet notablement écartée de la branche ischio-pubienne, de telle sorte qu'il n'existe pas sur cette pièce de dépression pubienne. C'est le corps du pubis qui s'est fortement allongé transversalement.

§ 2. — *Bassin ilio-fémoral à luxation double.*

Contrairement à la variété précédente, le bassin à luxation double présente une symétrie frappante dans sa difformité. Sans doute, cette symétrie est loin d'être toujours parfaite ; mais elle n'en est pas moins le plus souvent si marquée qu'elle devient, au premier coup-d'œil, un objet d'étonnement pour l'observateur.

Ce bassin a des formes grêles, ses os sont incomplétement développés en épaisseur et aussi dans leurs autres dimensions. Il semble, comme le dit M. Stolz, qu'ils renferment moins de substance que les bassins normaux, et il n'est pas douteux que cette apparence ne soit l'indice d'une quantité de matière vraiment inférieure à celle qui constitue la substance d'un bassin physiologique. Les deux os iliaques, dans toutes leurs parties, sont ainsi comme amaigris ; mais c'est principalement le pubis et la branche ischio-pubienne qui sont affectés de la sorte. Leur minceur est parfois telle que ces parties osseuses ne représentent plus que des lames presque rubanées et quelquefois tranchantes comme des lames métalliques.

Le bassin à luxation simple était incliné du côté luxé; celui qui est affecté de luxation bilatérale est aussi fortement incliné, mais cette inclinaison se fait en avant. Tout le pelvis est dans une antéversion telle que parfois l'axe de sa cavité devient horizontal et que le plan du détroit supérieur, au lieu de former avec l'horizon un angle d'environ 60 degrés, se trouve disposé verticalement. C'est en particulier ce qui existe dans le bassin de M. Lefeuvre, que j'ai présentement sous les yeux, ainsi que dans celui de l'observation *D* qu'on trouvera plus loin.

Les deux ailes iliaques, dont le bord supérieur est moins contourné en S qu'à l'état normal, sont communément redressées, et leur bord vertical antérieur très-aminci, avec des tubérosités ou épines peu volumineuses et aplaties de dehors en dedans. Les fosses internes sont aussi d'ordinaire moins profondes.

Quant au petit bassin, il présente dans la constitution des os la plus grande analogie avec ce que l'on observe dans le bassin unilatéral sur l'os iliaque du côté luxé. Ainsi, des deux côtés les ischions sont déjetés en dehors, avec leur tubérosité, ce qui agrandit considérablement les diamètres transverses de l'excavation et surtout du détroit inférieur. Par ce fait, les branches ischio-pubiennes sont comme étalées; elles perdent de leur obliquité en bas et élargissent l'arcade pubienne d'une façon telle que l'angle sous-dubien, au lieu de présenter une ouverture de 70 degrés comme sur un bassin normal arrive jusqu'à 11 degrés, comme dans le bassin de M. Lefeuvre, et jusqu'à 119 degrés, comme je l'ai trouvé sur un autre bassin. Gurlt dit avoir rencontré une ouverture plus grande encore, puisqu'elle atteignait 149 degrés.

Cette déviation des branches ischio-pubiennes en dehors détermine, on le conçoit, un grand élargissement de la base de l'arcade des pubis, en même temps qu'une diminution considérable de sa hauteur.

Les dimensions verticales du bassin sont considérablement amoindries, et cette diminution porte principalement sur le petit bassin, qui perd parfois jusqu'à deux centimètres de sa hauteur normale. Aussi est-il remarquablement court, peu profond.

La concavité du sacrum est ordinairement augmentée, ou plutôt c'est l'entraînement du coccyx en avant qui produit cette profondeur plus grande de la courbure sacro-coccygienne. Dans le bassin de M. Lefeuvre, on peut voir (fig. 4) que le coccyx est même articulé à angle aigu avec la pointe du sacrum. Ce dernier est, exceptionnellement, presque rectiligne au lieu d'avoir une incurvation plus prononcée que dans l'état normal. Les épines sciatiques m'ont paru être quelquefois un peu plus saillantes et un peu plus inclinées vers l'intérieur du bassin.

Enfin, la colonne vertébrale offre souvent une exagération de sa courbure antérieure, et les anciennes cavités cotyloïdes, plus ou moins rétrécies, déformées, se trouvent à une distance variable des fémurs déplacés.

L'effet le plus important de ces déformations est certainement le changement de rapport qui se produit entre les divers diamètres du bassin. Ainsi, tandis qu'il n'est pas rare de trouver au détroit supérieur, ainsi que dans le grand bassin, une sorte de compression latérale qui diminue les diamètres transverses, au contraire, ces mêmes diamètres sont considérablement agrandis au détroit inférieur. Dans ce dernier point, le diamètre coccy-pubien est raccourci, tandis que le sacro-pubien acquiert quelquefois, au détroit supérieur, une plus grande longueur. Le bassin dans son ensemble représente ainsi partiellement un cône tronqué à base périnéale.

Si, à cet agrandissement des diamètres transverses de la moitié inférieure de l'excavation, et à cette diminution légère des mêmes diamètres au détroit abdominal, on ajoute le raccourcissement notable de la hau-

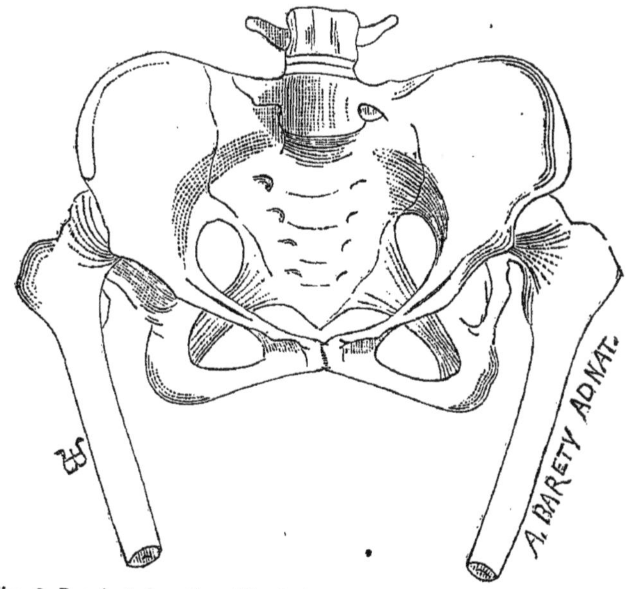

Fig. 2. Bassin à luxation bilatérale. Gracilité des os. Arcade pubienne très-ouverte. Hauteur très-diminuée de tout le bassin. (Obs. D.)

teur totale du bassin, son inclinaison considérable en avant, et enfin sa légèreté, son atrophie ou sa délicatesse de formes, on aura le résumé des traits les plus importants de la déformation. Comme exemple choisi de cette variété de bassins, je ne puis mieux faire que de donner la description du bassin figuré ici, et qui appartient à la collection de M. Depaul.

Ce bassin, dont j'ai pris les mensurations avec le plus grand soin, a été recueilli par M. Benj. Anger, en 1863, à l'amphithéâtre des hôpitaux. Il appartenait à une femme récemment accouchée qui avait succombé à une atteinte de fièvre puerpérale.

OBS. D. — *Bassin avec luxation coxo-fémorale double.*

(Collection de M. Depaul.)

Ce bassin est sensiblement symétrique dans sa difformité. Les os sont grêles, minces, à saillies peu volumineuses. L'arc antérieur du bassin, dans sa totalité, offre surtout cette délicatesse de structure; ses parties composantes sont amincies, à bords vifs, et la crête pubienne droite est tout à fait tranchante. Les éminences ilio-pectinées sont allongées, petites et peu saillantes. Les deux épines pubiennes sont assez saillantes, mais grêles. La moitié de l'aile iliaque gauche se trouve en arrière du plan de la face antérieure de la dernière vertèbre lombaire, tandis qu'à droite, il ne s'en trouve que les trois septièmes. Le bord antérieur de ces mêmes ailes est remarquablement aplati et aminci, ainsi que les deux épines ou tubérosités; il est légèrement sinueux et contourné. Sa longueur à droite et à gauche est de 55 millimètres, alors que la distance qui sépare l'extrémité supérieure de la symphyse pubienne de la gouttière du psoas mesure 106 millimètres des deux côtés. Le bord antérieur de l'aile iliaque forme d'ailleurs un angle droit avec le bord horizontal supérieur de la branche du pubis. On ne voit pas de crête de pression aux articulations sacro-iliaques, mais une petite derrière la pubienne.

Les épines sciatiques sont longues et d'une obliquité un peu exagérée vers la cavité pelvienne.

Les trous sous-pubiens conservent leur forme et leur dimension normales.

Le sacrum est bien conformé, régulièrement incurvé avec le

coccyx, mais fortement à partir de la deuxième pièce inclusivement.

Le bassin présente une inclinaison énorme et son axe est presque horizontal.

Les deux vertèbres lombaires adhérentes au bassin sont faiblement inclinées ou mieux à droite.

Les deux fémurs, bien conformés, mais d'une gracilité évidente, sont dans une adduction très-marquée. Les têtes fémorales sont peu volumineuses, elles sont proportionnées à la gracilité générale des deux fémurs. Elles sont luxées directement en haut à deux centimètres du bord vertical de l'aile iliaque, mais elles sont inégalement élevées; la gauche se trouve plus élevée de un centimètre que la droite. Elles sont en rapport avec une cupule osseuse assez profonde, formée surtout par un relief ou sourcil saillant. Les anciennes cavités sont triangulaires à base inféro-interne.

Le fémur droit et le fémur gauche ont chacun une longueur de 38 centimètres.

Voici quelles sont les dimensions de ce bassin :

GRAND BASSIN.

Diamètre traverse du milieu d'une crête iliaque à l'autre.	220	mill.
— — d'une épine iliaque antéro-supérieure à l'autre	210	»
Diamètre transverse d'une épine iliaque antéro-infér. à l'autre	185	»
Hauteur de l'aile iliaque du milieu de la crête à la ligne innominée	85	»
De la symphyse pubienne à la gouttière tendineuse du psoas, à droite et à gauche.	106	»
De la gouttière du tendon du psoas à l'épine iliaque antéro-supérieure droite et gauche.	55	»

PETIT BASSIN.

Détroit supérieur.	mill.	*Détroit inférieur.*	mill.
Diamètre antéro-postérieur.	110	Diam. antéro-postérieur. .	65
— transverse.	140	— transverse	149
— oblique gauche . . .	130	— oblique gauche. . .	108
— oblique droit.	135	— oblique droit	106
Distance sacro-pect. gauche.	100	Hauteur de l'arcade pub. .	36
— droite .	100	Sa largeur à la base. . . .	130
		Ouvert. de l'angle sous-pub.	118

EXCAVATION PELVIENNE.

Diamètre antéro-postérieur.	120	mill.
— transverse	140	»
— oblique gauche	125	»
— oblique droit	130	»
Hauteur du sacrum	88	»
Profondeur de sa concavité.	22	»
Hauteur latérale du petit bassin à droite et à gauche. .	75	»
Hauteur de la symphyse pubienne. . . . . . . ,	35	»
Épaisseur des pubis	10	»
Hauteur totale du bassin, mesurée du milieu de la crête iliaque au bord inférieur de la tubérosité ischiatique.	160	»

Si maintenant nous jetons un coup d'œil d'ensemble sur les descriptions qui précèdent, nous trouvons que le bassin à type ilio-fémoral est essentiellement caractérisé par les particularités suivantes, communes aux deux variétés à simple et à double luxation ;

1° *Au point de vue anatomique :* par la gracilité et le développement incomplet des os affectés, par une inclinaison anormale du bassin dans sa totalité, et en particulier des détroits; par une augmentation dans la longueur de certains diamètres, et la diminution légère de certains autres; par un raccourcissement de la hauteur totale du pelvis, un élargissement de l'arcade pubienne et un agrandissement très-notable de l'angle sous-pubien; enfin, par une incurvation faiblement exagérée de la colonne lombaire, une déformation cotyloïdienne et une adduction très-sensible de l'un ou des deux fémurs.

2° *Au point de vue étiologique :* par une luxation fémorale avec ses conséquences obligées, à savoir : le développement incomplet des os luxés, des pressions anormales et des tractions musculaires ou ligamenteuses exagérées.

Tels sont les traits généraux essentiels, et l'on peut dire constants, qui caractérisent le type de déformation ilio-fémorale. Par cette association de caractères, le bassin dont il s'agit ne ressemble à aucun autre. S'il se rapproche du bassin *rachitique* par la minceur et la gracilité des os, il s'en éloigne immédiatement par l'étendue de ses diamètres, le déjettement des branches ischio-pubiennes en dehors, la conformation régulière du sacrum, etc., etc. Il se différencie davantage encore du bassin *ostéomalacique* dont il ne se rapproche par aucun trait. Le bassin *oblique-ovalaire*, auquel on l'a comparé, est assurément celui qui offre avec lui le plus d'analogies ; et encore que de différences les séparent ! D'abord, cette assimilation ne pourrait être faite qu'à l'égard du bassin ilio-fémoral à luxation simple. Et dans ce cas même, si l'on considère que jamais la différence entre les diamètres obliques de l'une des moitiés du bassin n'atteint, même lorsqu'elle est le plus marquée, la différence qu'on remarque entre ces mêmes diamètres dans l'oblique-ovalaire le moins accentué, on sera déjà porté à admettre la séparation des deux types. De plus, dans l'oblique-ovalaire, la soudure presque constante du sacrum avec l'os des îles, l'atrophie d'une moitié latérale du premier de ces os, la direction de la branche ischio-pubienne, celle de la tubérosité ischiatique, l'ouverture de l'arcade des pubis et d'autres particularités encore sont plus que suffisantes, indépendamment de la cause spéciale des déformations, pour légitimer une séparation que les efforts de Litzmann et de Lenoir ne sont pas encore parvenus à faire abandonner.

Enfin, si le bassin ilio-fémoral offre des analogies nombreuses avec les bassins déformés par la *claudica-*

tion indépendante d'une luxation de la hanche, ce n'est également, comme pour l'oblique-ovalaire, que la variété à luxation simple qui permet ce rapprochement. Et, d'ailleurs, je l'ai déjà fait remarquer, ces derniers bassins peuvent être considérés comme offrant le premier degré de la déformation à type ilio-fémoral ; rapprochement qu'il est aisé de concevoir, puisque les femmes déhanchées boitent toutes d'une façon plus ou moins considérable.

Les bassins à luxation ancienne, soit spontanée, soit traumatique, mais dont la dislocation ne s'est produite que pendant ou après l'époque de la puberté, offrent une ressemblance plus grande encore avec ceux dont la luxation date de l'enfance ou de la vie intra-utérine. Ce sont, en général, les mêmes traits, les mêmes caractères, mais à un degré très-peu prononcé, et bon nombre d'entre eux font aussi défaut. On peut dire que ces bassins forment la transition entre le bassin ilio-fémoral typique et celui qui n'est déformé que par une simple claudication. Deux observations que je rapporte à la fin de ce travail peuvent être considérées comme appartenant à ces faits de transition.

De cet examen comparatif, je conclus que le bassin à luxation fémorale représente bien une espèce particulière, comprenant les deux variétés que j'ai décrites et qu'il me reste maintenant à mettre en parallèle.

1° Si, dans le bassin ilio-fémoral à luxation soit simple, soit double, on constate un développement incomplet des os, cette gracilité ou cette faiblesse originelle n'existe, dans le premier cas, que sur l'os iliaque du côté luxé, tandis que dans le second elle se remarque sur les deux os des îles.

2° L'inclinaison du bassin correspond au côté de la

luxation dans le bassin à disjonction unilatérale ; dans l'autre, l'inclinaison est antérieure.

3° Le premier offre un agrandissement relatif de la cavité pelvienne, dans une moitié *latérale* (celle qui correspond à la luxation); chez le second, l'amplitude partielle est absolue, c'est-à-dire qu'elle dépasse réellement celle de la même région d'un bassin normal, et cette région est la moitié *inférieure* de l'excavation.

4° Lorsque la colonne lombaire offre une courbure anormale ; dans le bassin à luxation double, cette courbure est médiane, à convexité antérieure, et n'est autre que la courbure normale exagérée ; dans le bassin à luxation simple, la courbure est, au contraire, antéro-latérale, et sa convexité est dirigée du côté luxé.

5° La diminution de hauteur, considérable dans le premier, n'est que partielle et beaucoup moins prononcée dans le second.

6° Enfin, l'asymétrie si évidente de l'un contraste avec la déformation symétrique de l'autre.

Dans la description que j'ai donnée des deux variétés du bassin ilio-fémoral, je n'ai eu en vue que les cas exempts de toute déformation étrangère. Mais ce serait une erreur de croire que tous les bassins de cette espèce présentent une régularité aussi complète dans leurs altérations. Il arrive parfois que certains traits s'accentuent plus que les autres et jettent ainsi du trouble dans l'ensemble. Ainsi, quoique généralement les diamètres raccourcis offrent encore une longueur bien suffisante pour permettre un accouchement naturel à terme, on constate parfois qu'il en est autrement. C'est qu'alors, comme j'aurai bientôt à le redire, une circonstance particulière a exercé une influence déformatrice qui s'est combinée avec celle déjà existante de la luxation.

Que la colonne vertébrale s'incurve fortement, par maladie ou pour une cause quelconque, que l'os iliaque d'un côté, ou plusieurs des parties composantes du bassin soient affectées, dans le jeune âge, d'une lésion qui en affaiblit la résistance, que l'état général du sujet soit enfin sérieusement et longtemps compromis, on pourra voir alors que les effets de la luxation fémorale, sans changer de nature, sont cependant singulièrement modifiés ou aggravés. Mais ces différences d'action d'une même cause suivant les circonstances dans lesquelles elle se produit se comprennent assez d'elles-mêmes, sans qu'il soit besoin d'y insister davantage. L'exemple suivant, tiré du musée Dupuytren, peut être cité à l'appui de ces remarques.

OBS. E. — *Bassin avec luxation congénitale double du fémur.*

(Musée Dupuytren, n° 742.)

Ce bassin est extrêmement curieux par la présence d'une tumeur osseuse, grosse comme une cerise, qui remplit de chaque côté la cavité cotyloïde. Les fémurs qui ne sont pas conservés dans la préparation devaient toucher l'os coxal immédiatement en arrière de l'épine iliaque antéro-inférieure et se trouver au même niveau l'un par rapport à l'autre ; car en ce point on voit une surface plane, non déprimée, comme polie, et qui est, sans doute, la trace de l'articulation nouvelle.

L'ischion à droite et à gauche au lieu d'être plus ou moins aplati, est cylindroïde, d'une structure compacte et projette son extrémité supérieure dans la cavité cotyloïde elle-même. On dirait que ces sortes de colonnes ischiatiques ont été enfoncées de bas en haut dans le cotyle pour produire les petites tumeurs indiquées plus haut.

Ce bassin, dans son ensemble, est un type de la déformation par double luxation, mais avec cette différence qu'il paraît étroit dans tous ses diamètres. Il est, au premier aspect, tout à fait symétrique et régulier. Son arc antérieur est très-grêle; les branches horizontales du pubis sont aplaties d'avant en arrière et forment une sorte de lame à bord supérieur tranchant. Il en est de même du pubis et de l'*éminence ilio-pectinée gauche*. L'arcade pubienne est très-surbaissée étalée. La branche horizontale du pubis gauche est un peu déprimée par rapport à celle du côté droit; d'où une légère obliquité de la symphyse de haut en bas et de droite à gauche. Le sacrum et le coccyx offrent une courbure régulière mais un peu exagérée. La colonne lombaire est rectiligne et placée sur la ligne médiane, mais elle se trouve portée sur un plan très-antérieur par rapport aux ailes iliaques dont les deux tiers se trouvent en arrière du plan passant au-devant de la 5e vertèbre lombaire. Ces ailes iliaques sont d'ailleurs peu concaves en dedans; leur crête est droite et à peine ondulée. Les épines iliaques antérieures à droite et à gauche sont volumineuses et *globuleuses*.

Voici quelles sont les dimensions de ce bassin :

GRAND BASSIN

Du milieu d'une crête iliaque à l'autre.	210	mill.
D'une épine iliaque antéro-sup. à l'autre.	210	»
— antéro-inf. à l'autre.	180	»
Du milieu de la crête iliaque au détroit supérieur. . . .	80	»

PETIT BASSIN

Détroit supérieur.			*Détroit inférieur.*		
Diamètre antéro-post.	70	mill.	Diamètre antéro-post.	80	mill.
— transverse. . .	120	»	— transverse. . .	140	»
— oblique gauche.	110	»	— oblique gauche.	100	»
— oblique droit. .	105	»	— oblique droit. .	100	»

EXCAVATION PELVIENNE

Diamètre antéro-postérieur.	100	mill.
— transverse.	120	»
— oblique gauche.	110	»
— oblique droit.	110	»
Hauteur du sacrum.	80	»
Profondeur de sa cavité.	25	»
Du bord inférieur de la tubérosité ischiatique au détroit supérieur.	80	»
Hauteur de la symphyse pubienne.	35	»
Base de l'arcade pubienne.	125	»
Hauteur de l'arcade.	30	»

Ainsi les mensurations précédentes démontrent : 1° que la colonne lombaire, y compris la base du sacrum, est en masse fortement portée en avant ; 2° que le bassin, très-rétréci à son détroit supérieur, est un peu ovale à grosse extrémité gauche et antérieure ; 3° que la cavité pelvienne va s'élargissant du détroit supérieur à l'inférieur ; 4° que l'arcade pubienne est très-surbaissée et étalée ; 5° enfin que ce bassin a deux centimètres de moins en hauteur qu'un bassin normal.

J'ai signalé rapidement dans la description générale quelques particularités anatomiques qui méritent de fixer encore l'attention. J'ai noté, en particulier, l'existence de crêtes osseuses ou d'arêtes tranchantes qu'il est commun d'observer sur la marge antérieure de l'entrée du petit bassin. Sur plus de vingt bassins à luxation fémorale qu'il m'a été donné d'étudier dans ces derniers jours, soit au musée Dupuytren, soit dans les collections de M. Depaul et de la Maternité, soit enfin dans les amphithéâtres d'anatomie et par la dissection même des cadavres, je me suis assuré que ces lames osseuses sont extrêmement communes dans ce genre de bassins. On trouvera à la fin de ma thèse des observations qui signalent cette particularité. J'ai d'autant plus fixé mon attention sur ce point que les auteurs ne semblent pas en avoir compris l'importance. Si j'en excepte les leçons cliniques de M. Depaul, dans lesquelles ce savant maître décrivait ces saillies tranchantes d'après quelques exemples qu'il avait sous les yeux, si j'en excepte aussi l'article *Bassin vicié* du nouveau Dictionnaire encyclopédique, article à la rédaction duquel M. Depaul m'a fait l'honneur de me convier, et qui renferme une courte exposition de ce sujet, nulle part il n'en est fait mention. Cependant le danger qu'elles peuvent présenter dans l'accouchement est tel que plusieurs fois la matrice a été perforée par ces lames acérées et que tout récemment encore, sur une femme de la clinique d'accouchements, pareil accident s'est produit. La déchirure de la vessie par une de ces saillies sus-pubiennes a été suivie d'une mort prompte qui a permis de vérifier le fait à l'autopsie.

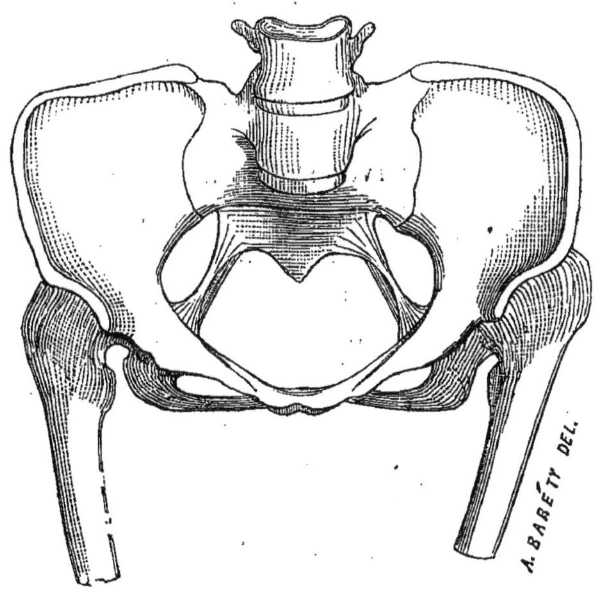

Fig. 3. Luxation double du fémur. Arcade pubienne très-élargie. Amincissement considérable de l'arc antérieur de l'excavation. (*Bassin de M. Lefeuvre.*)

Un autre point qui me semble également ne devoir pas être négligé consiste dans l'amincissement, l'atrophie et la faiblesse extrême des branches ischio-pubiennes. Cette gracilité est telle sur le bassin de M. Lefeuvre, bassin que j'ai présentement sous les yeux et que j'ai fait représenter dans les deux figures ci-contre, que la branche osseuse dont il s'agit ne dépasse guère, en un point, le calibre d'une plume de corbeau. Quoique je ne connaisse pas d'exemple d'un tel accident, il me semble que cette portion de l'arcade pubienne serait facilement brisée dans une opération mal conduite.

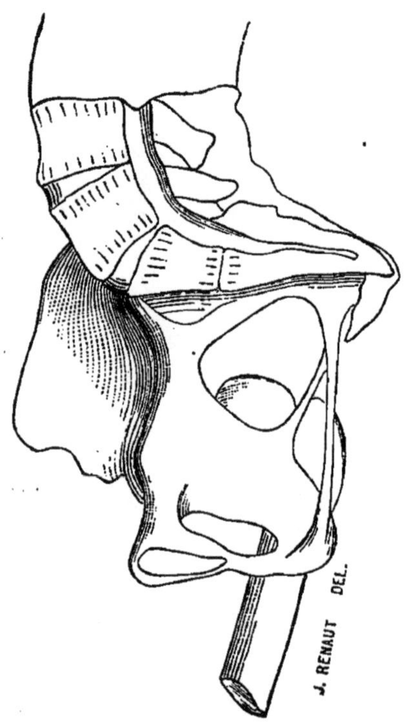

Fig. 4. Représente une coupe médiane du bassin précédent (Fig. 3). L'inclinaison du détroit supérieur est telle que son plan est à peu près vertical. Le sacrum est rectiligne, et le coccyx, articulé à angle aigu avec lui.

Enfin, l'inclinaison si remarquable du bassin en avant dans le cas de double luxation, l'adduction exagérée et l'ankylose du fémur dans certains bassins dont la luxation est d'origine coxalgique, sont autant de circonstances que j'aurai l'occasion de rappeler au point de vue des difficultés qu'elles peuvent apporter dans l'accouchement ou les opérations obstétricales.

B. BASSINS A VICIATION COMPLEXE.

Les bassins qui composent cette classe ne sont plus seulement déformés, mais ils sont profondément viciés. J'ai pu en étudier deux exemples dans la collection du Musée Dupuytren, et il en existe deux autres dans les auteurs. Le professeur Fabbri en a rapporté un cas et le docteur Gurlt l'autre. Tels sont les quatre faits qui, à ma connaissance, composent aujourd'hui le bilan de la science sur ce point. C'est avec ce faible contingent que je vais tracer les linéaments d'un chapitre entièrement nouveau. Je suis convaincu que, l'attention une fois appelée sur cette classe si intéressante de bassins viciés, les autres exemples qui peuvent rester enfouis dans les collections seront mieux étudiés à cause de l'utilité qui peut naître de leur comparaison. Le fait rapporté par Gurlt est le seul de ce genre dont il ait connaissance, et il le croit sans exemple dans la science. Il en est de même de celui du professeur Fabbri qui, sans doute ne connaissant pas celui de Gurlt, n'a tenté aucun rapprochement entre eux. Ce n'est pas qu'il soit possible de les confondre dans une même espèce et moins encore dans une même variété ; mais par cela même qu'ils sont tous deux affectés d'une double luxation fémorale, on peut utiliser ce trait de ressemblance pour se demander quel rôle le déplacement articulaire a pu jouer dans la viciation de chacun d'eux. Pour les deux bassins du musée Dupuytren, pareille analogie et pareilles dissemblances. Voici, d'ailleurs, les seuls rapprochements qu'il me paraît possible d'établir entre ces quatre bassins tous si différents les uns des autres.

1° Tous sont affectés d'une double luxation congénitale du fémur.

2° Tous sont profondément viciés dans leurs diamètres et altérés dans leurs formes.

3° Dans tous, enfin, la luxation fémorale ne semble avoir exercé qu'une influence secondaire, et parfois presque complétement effacée, sur la production de la viciation. On serait porté à penser que la cause puissante, qui a déterminé une telle perturbation dans le développement de ces bassins, a en même temps provoqué d'abord, et d'une manière nécessaire, le déplacement des fémurs et que, n'ayant pas épuisé son action, elle a continué la série des désordres.

Quoi qu'il en soit, dans le cas de Fabbri, outre la luxation double du fémur, le bassin portait la viciation oblique-ovalaire. La femme ne put accoucher, et, après des tentatives infructueuses de délivrance par les voies naturelles, on dut recourir à l'opération césarienne.

Dans le fait de Gurlt, le bassin a conservé, jusqu'à un certain point, des formes propres à l'enfance, quoique le sujet fût âgé de 31 ans.

Quant aux bassins du musée Dupuytren, le *n°*746 *a.* présente une étroitesse considérable de tous ses diamètres ; l'aspect extérieur de ses os qui sont jaunes, huileux, leur déformation spéciale, surtout la flexion angulaire du sacrum, lui donnent quelques traits de ressemblance avec un bassin ostéomalacique ; la longueur relative de ses divers diamètres en font une sorte de bassin vicié par étroitesse absolue. Enfin, la double luxation fémorale coexiste avec ces difformités.

Le deuxième bassin est le *n°* 740. Il s'agit d'un cas des plus bizarres d'arrêt de développement du bassin avec déformation telle que cette partie du squelette est vraiment monstrueuse. Toutes ces parties sont remarquablement grêles ; la moitié droite est plus développée cependant que la moitié gauche. Le fémur gauche est soudé, ou plutôt fusionné, à son extrémité supérieure, avec le bord antérieur de la crête iliaque, etc.

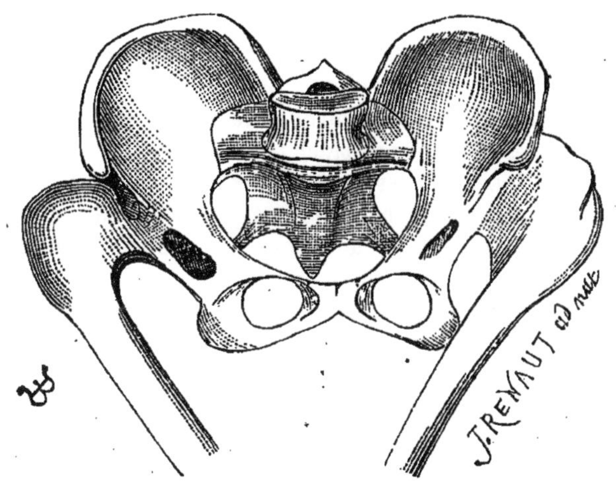

Fig. 5. Bassin décrit dans l'*Obs. F.*

Les deux fémurs sont luxés; le bassin rétréci dans tous ses diamètres; le sacrum très-incurvé, ou plutôt fléchi angulairement. Les fosses iliaques sont étroites et très-excavées.

Voici d'ailleurs des observations plus complètes sur les trois premiers bassins, et la figure de deux d'entre eux permettra de mieux comprendre les descriptions.

OBS. F. — *Bassin avec luxation double du fémur.— Étroitesse générale du grand et du petit bassin.*

(Collection du musée Dupuytren, n° 746 *a.*)

Toutes les parties de ce bassin sont bien conservées. Les proportions et le développement de ces différentes parties démontrent qu'il a appartenu à un adulte.

Ses os sont gras, jaunâtres, huileux, ils ont en un mot l'aspect de ceux du bassin ostéomalacique. Les deux fémurs sont entiers, luxés en haut et en arrière. Le gauche remonte plus haut que le droit, bien que celui-ci soit déjà fortement remonté. Mesurés du sommet du grand troochanter au rebord externe du condyle externe, ils ont chacun 36 centimètres de longueur.

Les têtes fémorales sont en rapport dans la fosse iliaque avec une dépression planiforme. Cette dépression est un peu plus accusée à gauche qu'à droite. Les anciennes cavités articulaires persistent et sont plus creuses qu'on ne l'observe d'ordinaire sur les bassins à luxation fémorale.

Le sacrum est fortement incurvé, comme plié angulairement à la manière des os ostéomalaciques.

Tout le bassin est extrêmement grêle et très-rétréci dans ses divers diamètres (*étroitesse absolue*).

Les fosses iliaques internes des deux côtés ont une profondeur exagérée; leur fond, aminci dans une grande étendue, est translucide. Le contour de la crête iliaque est peu ondulé et recourbé presque directement en dedans, de telle sorte que chaque aile iliaque à son côté interne ressemble à une valve de coquillage très-creuse. Cette incurvation si prononcée est bornée d'ailleurs à la partie postérieure de cette face interne, le tiers antérieur répondant à la tête fémorale qui l'a redressée.

L'arc antérieur du bassin surtout est aminci et très-grêle.

Le bassin est sensiblement symétrique, à part une légère déviation du coccyx à droite. Il faut ajouter que le diamètre obliqu droit est plus court que le diamètre oblique gauche. En effet la courbe iliaque est un peu redressée du côté droit où la tête fémorale se trouve à un niveau inférieur à celui de la droite.

Sur ce bassin on ne voit pas d'arêtes très-vives.

Les épines sciatiques sont à peine marquées, de même que les apophyses iliaques antéro-supérieures et inférieures.

Les éminences ilio-pectinées sont sensibles mais allongées.

Voici quelles sont les dimensions de ce bassin :

GRAND BASSIN.

Diam. transverse du milieu d'une crête iliaque à l'autre.	190	mill.
— d'une épine iliaque antéro-sup. à l'autre.	195	»
— — antéro-inf. à l'autre .	161	»
Hauteur de l'aile iliaque du milieu de la crête à la ligne innominée	80	»
Longueur du bord supérieur de la branche horizontale du pubis gauche	83	»

Longueur du bord supérieur de la branche horizontale du pubis droit	85	»
Longueur du bord ant. vertical de l'os iliaque gauche. .	45	»
— — — droit . .	50	»

PETIT BASSIN.

Détroit supérieur.	mill.	*Détroit inférieur.*	mill.
Diam. antéro-postérieur . .	68	Diam. antéro-postérieur . .	68
— transverse	106	— transverse	95
— oblique gauche . . .	106	— oblique gauche . . .	85
— oblique droit.	99	— oblique droit.	85
		Hauteur de l'arcade pub. . .	40
		Sa largeur à la base.	90

EXCAVATION PELVIENNE.

Diamètre antéro-postérieur.	105	mill.
— transverse	98	»
— oblique gauche	96	»
— oblique droit.	96	»
Hauteur de la symphyse pubienne.	34	»
Épaisseur.	11	»
Hauteur du sacrum	60	»
Profondeur de sa concavité.	34	»
Du milieu de la ligne innominée au bord inférieur de l'ischion à gauche et à droite.	75	»

Obs. G. — *Luxation double avec rétrécissement transversal de l'entrée du bassin et dilatation du détroit inférieur.*

(Observation traduite de l'allemand, et extraite du mémoire de Gurlt, p. 34.)

Dans ce cas il s'agit d'une fille hydrocéphale de 31 ans sur laquelle Büttner a donné des détails relatifs aux particularités de son existence. « Cette malade fut atteinte à l'âge de trois mois, d'hydrocéphalie, « l'affection alla toujours en s'aggravant et le développement physique et intellectuel du sujet fut considérablement entravé. La « malade sans mouvement, sans parole, privée de l'usage de ses « sens passa sur son lit toute son existence, semblable à une statue « vivante. Après sa mort, qui eut lieu en 1771, elle fut autopsiée avec « soin par Büttner, le résultat de l'autopsie, la description exacte

« et les mensurations partielles de chacun des os du squelette ont « été relatées dans sa brochure. Le bassin de cette fille présentait « une si forte inclinaison que le plan du détroit supérieur était « presque perpendiculaire à l'horizon. Les os du bassin étaient « peu développés et petits comme tout le reste du squelette. Les « 2 dernières vertèbres lombaires étaient de petite dimension, le « sacrum présentait sa courbure normale, et était disproportionnel-« lement petit dans les parties moyenne et inférieure; ses ailes « soudées à l'ilium comme à l'ordinaire, étaient de grandeur pro-« portionnée au reste de l'os.

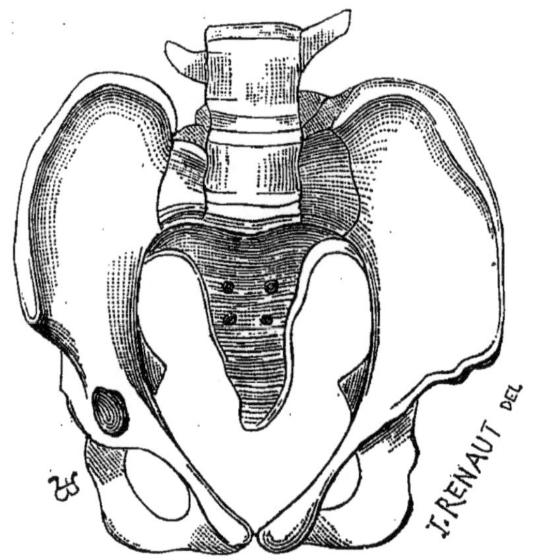

Fig. 6. Bassin emprunté à l'Atlas de Gurlt. Sa description est donnée dans l'observation G.

« Les os iliaques, moyennement épais, étaient tellement aplatis « sur leurs deux faces que les fosses iliaques interne et externe ne « présentaient pas de concavité. Les pubis assez régulièrement con-« formés s'unissent sous un angle très-aigu. Les branches descen-« dantes du pubis, comme aussi la portion ascendante de l'ischion, « étaient disposées de telle façon que les ischions étaient énormément « déjetés en dehors; l'angle sous-pubien entièrement ouvert présen-« tait un écartement de 149°. En outre, ces mêmes branches ischio-« pubiennes étaient si fortement contournées en avant que leur « face antérieure était portée en haut, et était devenue supé-« rieure.

« A la place du bord externe de la cavité cotyloïde se trouve une

« nouvelle formation osseuse qui paraît avoir été articulée avec le « petit trochanter. La surface de l'ancien cotyle est unie ; au côté « externe et supérieur de cette ancienne cavité, de son bord ex« terne à la grande échancrure sciatique existe, dans la partie cor« respondante de la fosse iliaque externe un dépôt osseux irrégu« lier, légèrement saillant à la surface de l'os. C'est là, que de « chaque côté reposent les têtes fémorales, très-mal conformées « d'ailleurs. Le col fémoral est raccourci, la tête du fémur considé« rablement rapetissée et contournée.

« Ce bassin présente une anomalie si extraordinaire, et il diffère si « notablement de l'état ordinaire du pelvis dans les luxations coxo« fémorales que je n'en connais pas d'autre exemple ; le rétrécisse« ment transversal du détroit supérieur, déjà si remarquable, ac« quiert encore plus d'importance en raison de la luxation double « concomitante, puisque dans ces bassins il y a sans exception un « *agrandissement* des diamètres *transverses*. Il est du reste pos« sible que la position couchée qu'a eue cette fille pendant toute la « durée de son existence ait été la cause d'une malformation aussi « singulière. »

Obs. H. — *Bassin oblique-ovalaire avec ankylose sacro-iliaque droite, et luxation congénitale double du fémur.*

(Extraite du mémoire de Fabbri, 1861.)

Aux particularités propres à l'obliquité ovalaire, se joignent celles qui sont le plus souvent produites par les luxations iliaques du fémur ; mais de telle façon que ces dernières l'emportent, quand bien même elles seraient en opposition avec les premières.

Ainsi nous trouvons assez large à sa base l'angle du pubis, alors que dans les bassins vus par Naegèle le même angle était plus ou moins rétréci.

Les deux os innominés présentent en général peu de développement, mais l'atrophie est évidente au plus haut point dans les deux pubis, dans les deux ischions et ce qui est la règle dans les luxations doubles du fémur.

L'ilium gauche (lequel ainsi qu'il a été dit est celui qui a le moins souffert pour ce qui regarde la difformité fondamentale) offre à nos yeux une diminution de hauteur et un contour anguleux de sa crête : caractères propres à la déformation qui est le fait de la luxation.

Il faut toutefois noter, que dans les deux os iliaques, fait défaut cette position verticale, cette espèce de redressement qui est très-fréquent parmi les altérations qu'engendrent dans le bassin les luxations fémorales. Mais on ne voit point manquer la profondeur exagérée de la gouttière qui reçoit la portion commune des muscles iliaque et psoas; or, cette profondeur exagérée a été de même signalée parmi les altérations du bassin à luxation fémorale. (Voir l'obs. clinique, à la p. 82; Obs. I).

On voit, d'après ces observations, que la viciation est des plus complexes et ne présente d'autre ressemblance commune que sa grande accentuation. Si j'ai considéré cette classe de bassins, comme très-importante à connaître, c'est qu'elle peut servir à montrer combien il serait fâcheux en clinique de croire que les femmes affectées de double luxation fémorale ont toujours un bassin suffisamment large pour permettre l'accouchement à terme. Les faits qui précèdent infirment pleinement une telle croyance. De plus, ils prouvent qu'une cause de viciation étrangère à la luxation peut très-bien s'allier avec elle pour altérer le bassin. Je pense même que la luxation double du fémur, chez une femme très-petite, devrait faire craindre quelque complication de ce genre. Il sera donc toujours, en pareil cas, prudent de s'en assurer.

CHAPITRE III.

CAUSES, MÉCANISME ET ÉVOLUTION DES DÉFORMATIONS DU BASSIN A TYPE ILIO-FÉMORAL.

La cause primitive d'où dérivent ces déformations est le déplacement articulaire, cela est évident. Mais comment procède cette cause? Comment se comporte-t-elle pour produire les altérations que nous avons indiquées? C'est ce qu'il est intéressant de rechercher.

Un premier fait que je signalerai, c'est la fréquence un peu plus grande de la luxation double. Sur les 21 bassins complets que j'ai eu sous les yeux pour la rédaction de ce travail, 13 sont affectés de luxation double et 8 seulement de luxation unilatérale. En ajoutant à ces chiffres trois portions de bassins incomplets que j'ai également étudiées, la proportion des bassins à disjonction simple se rapproche, il est vrai, de celle des premiers; car il est probable que les parties isolées de ces bassins sont l'indice que la luxation était unilatérale. Le nombre, toutefois, reste à l'avantage de la disjonction double. Sur les 14 bassins qui ont été étudiés par M. Fabbri, 8 étaient affectés de luxation double et 6 seulement de luxation simple. Dans l'ouvrage de

Gurlt, le total des bassins mentionnés ou brièvement décrits s'élève à 17; et ce chiffre résulte de la réunion non-seulement des bassins de la collection de la clinique chirurgicale et du musée anatomique de l'Université de Berlin, mais encore d'un certain nombre d'autres qu'il a empruntés à diverses publications accompagnées de planches ou d'atlas. C'est ainsi que Sandifort (1), Vrolik junior (2), Hulshoff (3), Marcusson (4), etc., ont tous fourni à Gurlt un contingent variable de ces faits. Sur ces 17 bassins, la proportion que je signalais entre les deux variétés à luxation simple et à luxation double se trouve renversée. Tandis qu'il ne s'en trouve que 7 appartenant à la seconde, 10 appartiennent au contraire à la première. Mais, au total, si l'on réunit tous ces chiffres, on trouve que sur 52 bassins, 28 sont affectés de luxations bilatérale et 24 de luxation simple.

Ce qui mérite bien davantage peut-être d'être relevé ici, c'est la prédilection que la luxation semble affecter pour le côté gauche dans le cas de disjonction simple, et même le degré plus considérable de déplacement, ou des désordres plus marqués de ce même côté que du côté droit, dans les bassins à luxation double. C'est là un fait qui m'a singulièrement frappé dans le cours de mes recherches. Toutes les luxations unilatérales que j'ai observées sur les bassins du musée Dupuytren et sur les autres recueillis à diverses sources, m'ont fourni

(1) *Mus. anatom.*, V, II, pl. 64.

(2) *Tabulæ ad illustrandam embryogenesin hominis et mammalium tam normalem quam abnormam.* Amstelodani, 1849, in-fol., min.; tabulæ 83-87.

(3) *Specimen pathologico-medicum de mutationibus formæ ossium vi externa productis. Diss. inaug, Rheno-Traject.* Amstelod., 1837.

(4) *Medizin. Zeit. d. Vereins*, etc., 1841.

des exemples de luxation du côté gauche. Des 10 faits de Gurlt, 7 appartiennent à cette variété et 3 seulement à la luxation du côté droit. Dans les six cas de Fabbri, on observe pareille prédominance des luxations du côté gauche. C'est là assurément un détail qu'il est bon de noter. Le côté du bassin qui correspond à la luxation étant plus spacieux que l'autre, on conçoit tout le parti qui peut être tiré de cette donnée dans le cas d'intervention obstétricale.

On a également noté, et des exemples nombreux démontrent la vérité de cette observation que, en ce qui concerne la luxation de naissance, l'infirmité est assez souvent héréditaire.

Enfin, je signalerai aussi en passant un caractère étiologique bien connu des luxations congénitales du fémur, c'est la prédilection que ces déplacements articulaires affectent pour les filles. Sur une vingtaine de cas, Dupuytren ne comptait que deux ou trois garçons et sur dix-neuf observations rapportées par Pravaz, il y avait quatorze filles.

Pour bien comprendre comment la luxation fémorale, simple ou double, agit sur la conformation du bassin et l'altère d'une façon si remarquable, il est essentiel de considérer, séparément d'abord, les causes élémentaires qui amènent un tel résultat. Ces causes élémentaires sont au nombre de trois principales, à savoir : *l'imperfection* ou l'arrêt partiel de *développement*, les *pressions osseuses* et les *tractions musculaires ou ligamenteuses*.

1° *Imperfection de développement*. Un caractère constant du bassin ilio-fémoral consiste, avons-nous dit, dans la minceur, la gracilité et la délicatesse de forme des os affectés. Cette circonstance me paraît tenir à deux causes, à un développement incomplet d'abord, et ensuite à l'action des muscles ou des ligaments. Les os iliaques correspondant à une luxation fémorale paraissent avoir et ont, en effet, moins de substance, un poids moindre que les mêmes os à l'état normal.

Ce fait incontestable dépend évidemment d'une nutrition imparfaite, d'une sorte d'arrêt de développement qui a frappé les os dans le cours de leur croissance. Hippocrate avait déjà très-bien reconnu que, dans les luxations de la hanche, non-seulement les chairs sont moins nourries que dans l'état normal, mais que les os eux-mêmes participent à cette imperfection de développement. Depuis lors, l'observation exacte n'a fait que confirmer les vues du père de la médecine. Mais pour expliquer cet amincissement des os, surtout au pourtour du trou sous-pubien, il importe de faire intervenir encore l'action des muscles qui allongent, étirent en quelque sorte les parties osseuses sur lesquelles ils s'insèrent. De cette élongation il résulte que la même quantité de substance ne peut s'offrir sous la même épaisseur puisqu'elle se trouve occuper une étendue plus grande en surface.

L'arrêt de développement que je viens de signaler n'est, d'ailleurs, jamais porté à un degré très-considérable dans la forme typique du bassin ilio-fémoral. Mais dans quelques cas exceptionnels, comme dans ceux que j'ai rangés sous la seconde classe, elle peut, au contraire, acquérir une influence prépondérante et effacer en partie l'action déformatrice de la luxation. Ici, l'arrêt de développement semble exister en dehors même de la disjonction; et vraisemblablement la cause première qui le détermine est aussi celle qui a produit la luxation.

2° *Pressions osseuses et claudication.* — Les pressions osseuses agissent aussi d'une façon plus ou moins puissante sur les os, qu'elles arrivent à déformer. La claudication est la cause la plus habituelle qui détermine ces pressions anormales; mais elle n'en est pas la cause exclusive. La station assise dans une position vicieuse peut aussi engendrer ces pressions déformatrices, et Fabbri en cite un bien curieux exemple. Ce sont les pressions osseuses des têtes fémorales luxées qui concourent pour une faible part au redressement des ailes iliaques. Je dis pour une faible part, car contrairement à M. Sédillot, et conformément à l'opinion de M. Fabbri, je pense que les pressions, dans ce cas, ne jouent qu'un rôle souvent secondaire. La situation même de la tête fémorale démontre parfois, de la façon la plus évidente, que cette extrémité déplacée n'exerce pas sur le redressement dont il s'agit toute l'influence qu'on lui a prêtée.

En effet, il s'en faut que l'aplatissement latéral du grand bassin et de l'entrée du petit soit aussi général qu'on le croit; dans nombre de bassins à luxation double, on voit que le diamètre transverse est augmenté, tandis que le sacro-pubien est au contraire diminué. Même dans les cas où cet aplatissement existe, il arrive parfois que la tête fémorale se trouve portée tellement en arrière dans le voisinage de la grande échancrure sciatique, qu'elle ne correspond nullement au point du bassin qui se trouve déprimé; de telle sorte qu'il est impossible de rapporter aux pressions des effets constatés en dehors de sa sphère d'action. Un des bassins du musée Dupuytren offre nettement cette particularité, c'est-à-dire la situation de la tête fémorale à distance du point redressé de la fosse iliaque interne. Fabbri a également observé un cas de ce genre, et il s'en est servi pour combattre ce que la doctrine de M. Sédillot peut avoir d'exagéré sur ce point.

Si les pressions osseuses ne peuvent être invoquées pour l'explication de certains effets qu'on leur a rapportés jusqu'ici d'une manière trop exclusive, est-ce à dire qu'elles n'ont aucune puissance déformatrice? Aucunement : elles peuvent jouer, au contraire, dans la déformation du bassin ilio-fémoral, un rôle considérable. Seulement il convient de bien interpréter leur influence et de ne pas leur en accorder plus qu'elles n'en possèdent.

Dans la variété unilatérale du bassin illo-fémoral, ce sont elles qui produisent le redressement de la courbure iliaque de l'os resté sain. Et ce résultat se comprend à merveille, si l'on songe, comme l'a très-bien fait remarquer M. Hubert, de Louvain, dans un excellent mémoire (1), que la malade affectée de claudication reporte instinctivement et toujours le poids du corps sur le membre sain. La tête fémorale du côté non luxé, et par réaction, l'os iliaque correspondant, supporte donc une pression exagérée. Celle-ci, d'ailleurs, n'est pas seulement exagérée quant au degré, mais elle l'est encore quant à sa durée et à la fréquence de ses répétitions. D'où il résulte que l'os iliaque, non encore ossifié d'une manière complète, se redresse vers la cavité du bassin dans toute la partie correspondante au cotyle.

Mais ce n'est pas tout. La courbure ne se laisse

(1) Hubert (de Louvain). *Mém. sur le mécanisme du développement du bassin.* Bruxelles, 1856, in-4°.

point redresser et comme écraser sans réagir à son tour sur ses deux extrémités, à la manière d'une voûte qui se laisse plus ou moins déprimer. La symphyse pubienne qui constitue l'une de ces extrémités est rejetée un peu en dehors de la ligne médiane. Sur quelques bassins, j'ai trouvé ce déjettement égal à plus d'un centimètre. Et l'os iliaque du côté luxé subit lui-même à un faible degré cette influence. De là son recul en arrière, recul bien manifeste dans quelques cas. A l'extrémité postérieure de la courbe iliaque, l'effet de l'écrasement ne se traduit plus par des effets semblables. Le sacrum résiste. Mais la trace d'une pression insolite ne s'en fait pas moins sentir. J'ai, en effet, constaté plusieurs fois au niveau de la symphyse sacro-iliaque du côté sain, une double arête formée par le rebroussement en avant des deux bords contigus du sacrum et de l'os des îles. Cette arête est tout à fait comparable à celle qu'il n'est pas rare de rencontrer dans les bassins normaux derrière la symphyse pubienne; et ici c'est la même cause qui détermine sa formation, c'est-à-dire les pressions exagérées que cette articulation subit même dans l'état physiologique.

Semblables phénomènes se produisent dans les cas de simple claudication, c'est-à-dire dans la claudication indépendante d'une disjonction ilio-fémorale; et voilà pourquoi le bassin des boiteuses dès l'enfance ressemble toujours dans une certaine mesure au bassin à luxation fémorale simple. Mais, cette ressemblance est limitée à ces seuls caractères. Les pressions osseuses constituent toute la cause déformatrice dans le bassin de la simple boiteuse, tandis que chez la boiteuse à luxation fémorale l'arrêt de développement et les tractions ligamenteuses ou musculaires viennent ajouter leur influence à celle qu'exercent les pressions.

La claudication est-elle le résultat d'une luxation unilatérale du fémur qui se serait produite après la puberté, ou mieux après le complet développement des os, les déformations du bassin seront encore du même ordre que les précédentes. Mais dans ce cas elles seront peu marquées, malgré l'association de deux causes déformatrices, à savoir les pressions osseuses et les tractions musculaires ou ligamenteuses. On le voit, ce n'est pas sans raison que j'ai réuni dans un même paragraphe l'examen des pressions et de la claudication, puisque les premières sont les conséquences de la seconde.

Un autre fait qui démontre encore l'action puissante des pressions sur les déformations pelviennes, consiste dans le redressement exceptionnel de l'angle formé, d'un côté, par le bord antérieur de l'aile iliaque, et de l'autre, par la branche horizontale du pubis, angle qui a pour sommet la gouttière tendineuse du psoas-iliaque. J'ai été très frappé de rencontrer, en effet, dans la comparaison de cet angle sur les bassins à luxation unilatérale de la Maternité et de M. Depaul, une différence marquée. Dans le premier de ces bassins, l'angle dont il s'agit est très-ouvert, tandis que dans le second, il est notablement plus fermé. Quelle est la raison de cette inégalité? On la comprendra aisément, si l'on considère (ce que j'ai eu soin de noter dans les deux observations), que la tête luxée, dans le bassin de la Maternité, est fort éloignée de son ancienne cavité et reportée très-loin en arrière, vers la grande échancrure sciatique ; tandis que dans le bassin de la *Clinique*, cette même extrémité du fémur est très-rapprochée de l'ancien cotyle, et située immédiatement derrière l'épine iliaque antéro-inférieure, précisément au sommet de l'angle. Or, il ne me paraît pas douteux que ce soit là l'origine des différences partielles constatées, en ce point, sur les deux bassins. Dans le bassin de la Clinique, la pression de la tête fémorale en un point insolite, a non-seulement contrebalancé l'effet des tractions musculaires qui agissaient dans un sens opposé, mais elle a encore été plus puissante que ces dernières. En effet, l'intervalle qui sépare la symphyse pubienne de la gouttière tendineuse du psoas, ou si l'on veut, la longueur de la branche et du bord supérieur du pubis, qui est ordinairement augmentée du côté luxé, se trouve ici, au contraire, égale ou moindre que la même ligne du côté opposé. Dans le bassin de la Maternité, cette inégalité de longueur, à l'avantage du côté luxé, est très-marquée. Aussi, pour ce motif, suis-je disposé à considérer ce dernier bassin comme un type plus complet de la déformation iliofémorale simple, que celui qui est représenté par le bassin de la Clinique.

Les pressions osseuses jouent donc un rôle incontestable et parfois prépondérant dans la production du type des bassins ilio-fémoraux. Ce sont elles qui, à la partie supérieure de l'excavation, engendrent l'inégalité de longueur entre les diamètres obliques, tandis qu'à la partie inférieure nous allons voir que ce sont particulièrement des influences d'un autre ordre.

3° *Tractions musculaires et ligamenteuses.* Le déplacement du fémur, son ascension plus ou moins prononcée dans la fosse-iliaque entraîne nécessairement un trouble grave dans les fonctions des muscles de la région. Les ligaments articulaires eux-mêmes se trouvent soumis à des tractions insolites qui réagissent avec une intensité égale sur leurs points d'attache. Dès lors, si l'on analyse le mode d'action des uns et des autres, dans les conditions anormales qu'ils subissent, on arrive aisément à s'expliquer comment une partie du groupe musculaire ilio-trochantérien, c'est-à dire les deux obturateurs interne et externe, le carré crural et les jumeaux agissent sur la tubérosité ischiatique et sur le pourtour du trou sous-pubien pour entraîner ces parties osseuses en dehors et en haut. Leur élongation résultant de l'élévation du trochanter, a pour effet d'attirer vers cette saillie osseuse leurs points d'attache au pelvis. Et cet effet se produit d'autant mieux que, dans la station sur les deux membres (luxation double), ou sur le membre luxé (luxation unilatérale), le tronc se trouve comme suspendu aux trochanters par l'intermédiaire de ces muscles et des parties ligamenteuses qui relient encore l'ancienne cotyle au fémur. Le poids du corps tend donc à allonger ces moyens d'union actifs ou passifs et ces derniers, par leur réaction, tirent avec une force égale sur les points du pelvis qui leur donne insertion. De là, le déjettement en dehors de la tubérosité sciatique, de la branche ischio-pubienne et du pubis lui-même. De là, cette dépression marquée de la branche horizontale du pubis dans le bassin à luxation unilatérale et la diminution de hauteur de l'arc antérieur du bassin dans la luxation double. De là encore l'élargissement de l'arcade pubienne, la diminution de sa hauteur, l'agrandissement de l'angle sous-pubien, et, dans le bassin à luxation simple, l'obliquité de la symphyse pubienne vers le côté luxé. De là enfin, l'élongation de la marge antérieure du bassin, la forme elliptique du trou sous-pubien et aussi, en partie, l'aplatissement, la minceur des lames osseuses qui constituent le segment antérieur de la paroi pelvienne. Comme on le voit, l'effet de ces tractions, dans le bassin à luxation simple, s'ajoute en partie à celui du redressement de la courbure iliaque saine pour déjeter en dehors la moitié luxée. Les pressions osseuses du côté normal *poussent* et les muscles *attirent* dans le même sens.

Comme conséquence de ce déjettement des ischions en dehors, M. Sédillot a très-justement noté l'exagération de la courbure sacro-coxygienne, exagération qui est amenée par la tension excessive des grands et petits ligaments sacro-sciatiques. Dans la figure qui représente une coupe antéro-postérieure du bassin de M. Lefeuvre, on peut voir que l'effet de cette tension s'est produit d'une singulière façon, c'est-à-dire par la flexion à angle aigu du coccyx sur le sacrum.

Le résultat le plus direct de ces tractions musculaires et ligamenteuses est d'agrandir plus ou moins considérablement l'étendue des diamètres transverses de la portion inférieure de l'excavation, tandis que le rapprochement du coccyx de la symphyse pubienne diminue le diamètre coccy-pubien. La réduction très-notable des diamètres verticaux du bassin est aussi une conséquence de ces mêmes tractions.

Quant à l'inclinaison si exagérée du pelvis en avant ou vers le côté luxé dans la disjonction unilatérale, elle résulte de la nécessité pour la claudicante de reporter le haut du corps soit en arrière (luxation double), soit du côté sain (luxation simple), afin de s'équilibrer dans la station ou dans la marche. Cette nécessité est due au déplacement en arrière des points de transmission du poids du corps aux membres inférieurs, points de transmission qui correspondent aux extrémités luxées du fémur. Par suite de ce report en arrière ou de côté du haut du corps, une incurvation exagérée de la colonne lombaire se produit soit en avant, soit du côté luxé, en même temps que le bassin subit une sorte de bascule dans le même sens.

Mais là ne se bornent pas les effets des tractions musculaires sur la conformation spéciale du bassin à type ilio-fémoral. Nous avons vu que la pression exercée par les têtes fémorales luxées ne suffisait pas pour expliquer toujours le redressement de l'aile iliaque, ou son inclinaison moindre en dehors, ainsi que la diminution de profondeur de sa fosse interne. D'abord, en effet, ce redressement n'est nullement constant, et quand il n'existe pas, quoique la tête fémorale repose sur la face externe de l'os des îles, il faut bien admettre ou que les effets de sa pression ont été nuls ou qu'ils ont été efficacement contre-balancés par une autre cause. Il y a plus, quelquefois suivant Fabbri, les ailes iliaques sont inclinées en dehors d'une manière exagérée. Pour ma part, je n'ai pas observé de faits semblables. Mais quoi qu'il en soit, il suffit que la pression du fémur luxé ne se soit traduite par aucun redressement de l'aile iliaque pour que la difficulté subsiste toute entière. Or, si M. Sédillot a peut-être exagéré les effets de cette pression, il n'est pas moins vrai que la force qu'elle représente n'a pu être improductive, sans qu'une force agissant en sens contraire ne l'ait contre-balancée dans son action. Quelle serait donc cette dernière force? Pour Fabbri, elle résulterait des contractions musculaires des fessiers qui s'insèrent dans la fosse iliaque externe et à la lèvre externe de la crête de l'ilium. Je ne nierai pas qu'il en soit quelquefois ainsi ; il me paraît même que ce sont bien, en effet, les tractions musculaires qui empêchent le redressement. Mais ce que le savant professeur italien n'a pas mis suffisamment en relief, c'est la cause primitive qui détermine cette augmentation de tension musculaire. Or, je pense que cette cause réside tout à la fois dans le mode de connexion de l'extrémité luxée avec l'ilium, et dans l'adduction plus ou moins exagérée du fémur. J'ai cru remarquer, dans ce dernier cas, que l'aplatissement latéral du grand bassin n'existait pas ou n'existait qu'à un très-faible degré, d'où la non diminution des diamètres transverses et la longueur normale ou moindre des diamètres antéro-postérieurs. Les bassins que j'ai pris pour types de la description des déformations par luxation bilatérale, c'est-à-dire ceux de MM. Depaul et Lefeuvre, pourraient fournir des preuves à l'appui de cette manière de voir. J'ajoute que la présence d'un cotyle de nouvelle formation, comme j'en ai rencontré plus d'un exemple, peut exercer encore la même influence sur la conformation de la moitié supérieure du bassin.

Pour les cas dont j'ai parlé plus haut et dans lesquels les ailes iliaques sont redressées, mais sans qu'on puisse invoquer pour ce résultat l'action de la pression fémorale, je me range volontiers à l'opinion de Fabbri qui les explique par la contraction habituelle et exagérée des muscles de la paroi abdominale. J'ajouterai que le muscle iliaque doit aussi concourir pour une certaine part à ce changement de direction, comme le muscle psoas qui lui est associé concourt lui-même à faire basculer le bassin en avant dans le cas de luxation double. La profondeur insolite de la gouttière tendineuse des deux muscles réunis sur le bord de l'ilium, témoigne suffisamment de l'état de tension dans lequel ces muscles se trouvent habituellement.

En définitive, on voit par ce qui précède, que les trois causes élémentaires de déformation pelvienne dans le bassin à type ilio-fémoral ont chacune un mode d'action particulier auquel se rapporte plus spécialement telle ou telle altération. Mais, ces causes n'agissent pas isolément, elles se combinent, au contraire, de façon très-diverse pour produire les petites particularités de déformation qui donnent à chaque bassin du type une individualité. Tantôt nous les voyons associés et agir dans le même sens pour produire un résultat commun; c'est là ce qui s'observe le plus souvent. Tantôt au contraire, l'une est plus ou moins en opposition avec l'autre, et contrebalance ou surpasse jusqu'à un certain point son action. Ce sont, je le répète, ces mille combinaisons des causes principales entre elles, et aussi avec d'autres causes secondaires, telles que les incurvations de la colonne lombaire, l'ankylose du fémur, son adduction exagérée, l'altération ancienne de l'os à la suite d'une ostéite, de la carie, etc. qui produisent dans le type primitif ces milles nuances de configuration, de direction et d'étroitesse ou d'ampleur des cavités, que l'on observe si souvent quand on analyse les détails de chaque bassin en particulier.

Evolution. Jusqu'ici aucun auteur, à ma connaissance, n'a cherché à élucider la question de développement des déformations pelviennes (1). Quoique, au point de

(1) M. Hubert (de Louvain), en signalant l'époque antérieure à la puberté, comme particulièrement favorable à la production des déformations qui résultent de la claudication, a cependant émis sur ce sujet spécial quelques opinions fort justes et que je partage entièrement.

vue pratique, on ne voie pas d'application immédiate à faire de cette connaissance, puisque l'enfant ou la jeune fille non pubère ne sont pas encore en état de subir les conséquences d'une viciation du bassin, il m'a paru néanmoins que ce problème devait offrir le plus grand intérêt. Depuis longtemps déjà, j'avais été frappé d'une sorte d'asymétrie assez commune dans le bassin du nouveau-né. A l'occasion du présent travail, j'ai voulu étudier à nouveau ce sujet, et le résultat de mes recherches n'a fait que confirmer ma première observation.

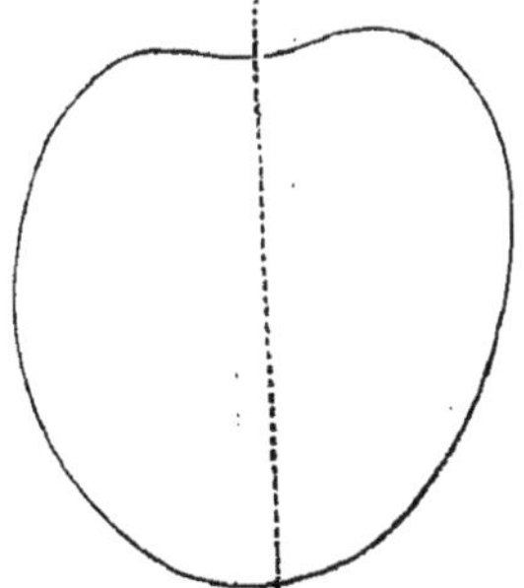

Fig. 7. Ce tracé représente la circonférence du détroit supérieur. La disposition asymétrique a été un peu exagérée.

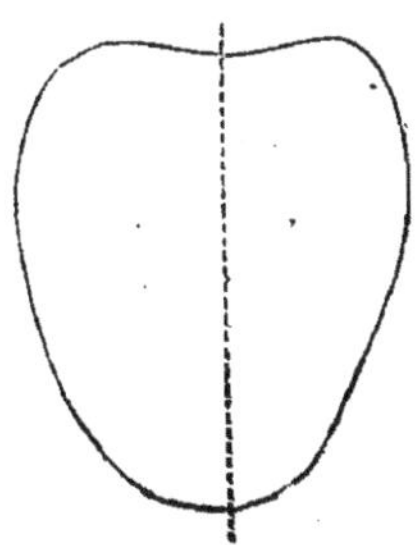

Fig. 8. Comme la fig. 7, ce tracé représente le détroit supérieur du bassin (2e enfant). (*Musée Dupuytren.*)

En examinant l'ouverture supérieure du petit bassin sur le cadavre de deux nouveaux-nés conservés dans l'alcool, et qui ont été déposés au musée Dupuytren par M. Verneuil, on pourrait croire que l'asymétrie légère, mais sensible, que ce détroit présente, est la conséquence de la luxation unilatérale du fémur dont ces enfants étaient affectés. Mais cette conclusion, déduite sans autre examen, serait certainement prématurée; car j'ai précisément constaté la même irrégularité sur des enfants du même âge dont les articulations coxo-fémorales étaient saines.

Ce qui donne un intérêt particulier à ce genre d'étude, c'est qu'en suivant en quelque sorte pas à pas le développement des déformations, on peut arriver à la détermination précise de l'influence spéciale que chaque cause élémentaire de viciation exerce sur le bassin. Ainsi, chez le nouveau-né, les tractions musculaires et ligamenteuses n'ont pas encore associé leur action déformatrice à celle des compressions ou des arrêts de développement. Ces deux dernières causes elles-mêmes peuvent être mieux analysées et appréciées dans leurs effets qu'à une période avancée où déjà elles se sont compliquées d'éléments secondaires de déformation. Le résultat d'une étude de ce genre pourrait donc être très utile, sinon pour lutter contre les conséquences de la viciation toute formée, au moins pour prévenir le développement et l'aggravation de cette dernière, quand elle n'est encore qu'à son début.

Mais pour réaliser avec fruit de telles recherches, les matériaux et les documents font défaut. On collectionne bien les bassins d'adultes, viciés par une cause quelconque ; on ne collectionne pas les bassins d'enfants. J'ai pu cependant, sur un bassin en cire provenant d'une jeune fille de 12 ans, atteinte de double luxation fémorale, étudier comparativement les déformations qu'il a subies avec celles que présentent des bassins d'adultes. La figure ci-jointe et les mensurations que j'ai recueillies donneront au lecteur une idée de ces différences.

Théoriquement, on peut penser que, non-seulement jusqu'à la puberté, mais encore jusqu'à la soudure osseuse des trois pièces de l'os coxal, le bassin est très sujet à se déformer sous l'influence des pressions osseuses et des tractions musculaires ou ligamenteuses. Il est même difficile de comprendre qu'il puisse en être autrement. Je pense donc que jusque-là l'état de

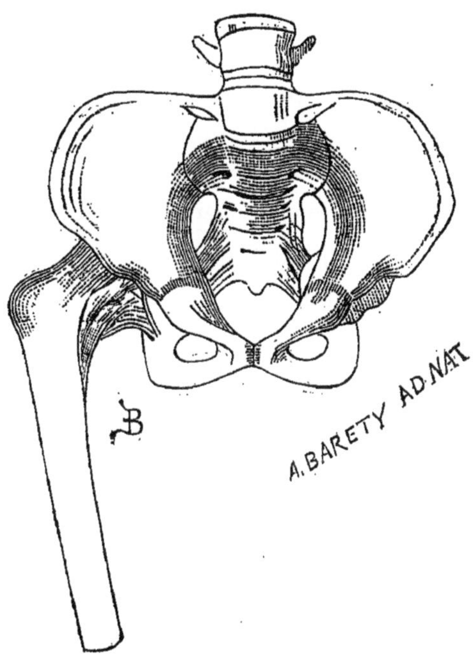

Fig. 9. Bassin en cire du Musée Dupuytren. Luxation fémorale double. Forme ovalaire du détroit supérieur. Tubérosités ischiatiques déjà déjetées en dehors.

flexibilité des os, leur défaut de résistance, surtout si quelque maladie du squelette vient encore l'augmenter, mettent la jeune fille boiteuse dans de fâcheuses conditions au point de vue des grossesses et accouchements futurs. Toutefois, en contradiction avec cette manière de voir, n'est-il pas commun, ainsi que nous allons le voir dans le chapitre suivant, d'observer des femmes, boiteuses depuis leur enfance, et qui ont des couches aussi heureuses que faciles ? Si donc, sur ce point, les faits viennent en partie infirmer le raisonnement, on comprend, de suite, la nécessité d'une étude de l'évolution des déformations pelviennes pour mettre d'accord les inductions théoriques et les faits d'observation.

J'ajouterai encore, que pour des raisons inverses, lorsque la claudication simple ou la claudication par luxation fémorale se produit après le complet développement du bassin, chez une adulte de 25 ou 30 ans, par exemple, elle paraît devoir être impuissante à altérer les formes du bassin. Cependant quelques observations tendraient également à faire restreindre ce jugement trop favorable.

On en trouvera une, en particulier, parmi celles que je rapporte plus loin (*Obs.* XII) et que le docteur Taurin a bien voulu me communiquer. Chez la femme dont il

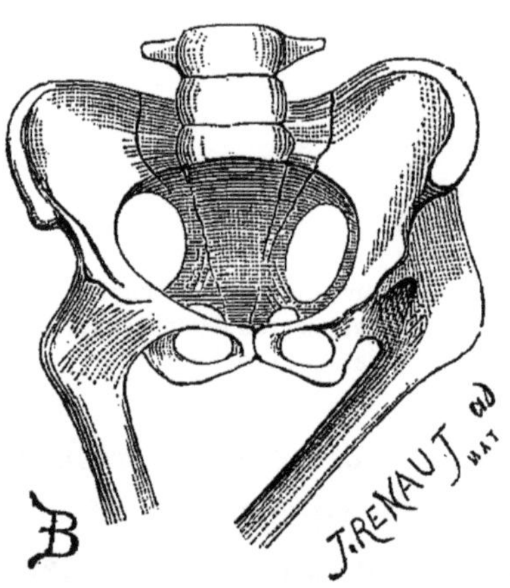

Fig. 10. Bassin d'une femme de 65 ans. Luxation du fémur gauche. Redressement de la courbure iliaque droite; moitié gauche du pelvis plus spacieuse que la droite. (Voir l'*Obs. anatom.*, p. 139, *Obs.* L.)

s'agit, la luxation ne se produisit qu'à l'âge de 29 ans, à la suite d'une coxalgie. Un accouchement antérieur avait été facile, tandis qu'un second accouchement postérieur de trois années à la luxation, nécessita une intervention laborieuse. L'observation anatomique que j'ai recueillie sur le cadavre d'une femme de 65 ans, à l'hôpital des Cliniques, observation qu'on trouvera à la fin de cette thèse, pourrait être aussi interprétée dans le même sens. (*Voyez F.* 10).

CHAPITRE IV.

INFLUENCE DES LUXATIONS COXO-FÉMORALES SUR LA GROSSESSE ET SUR L'ACCOUCHEMENT.

Les remarques par lesquelles je viens de terminer le chapitre qui précède, prouvent combien, en matière d'observation, il faut se défier des inductions théoriques. A juger les choses d'après les apparences, il est certain qu'en voyant des femmes *boitant tout bas d'un côté,* comme dit Peu, on est porté à penser que la grossesse et l'accouchement doivent être gravement compromis par cette infirmité. Mais, le plus souvent, l'expérience vient démentir de telles prévisions. D'une autre part, si, trop prompt à généraliser, on se prend à croire que jamais la gestation ni l'accouchement n'auront à souffrir d'un tel état, les faits viennent pareillement infirmer cette opinion. Il y a donc des cas où la luxation, soit spontanée, soit congénitale du fémur semble n'apporter aucune entrave à l'accomplissement régulier des fonctions de la reproduction, et il en est d'autres, au contraire, dans lesquels la luxation simple ou double complique, d'une manière plus ou moins grave, le cours de ces mêmes actes fonctionnels.

Pour savoir dans quelle proportion les cas difficiles se présentent par rapport aux cas simples et heureux, j'ai dû consulter mes propres observations, celles qu'on trouve dans diverses publications, et celles enfin qui, encore inédites, m'ont été libéralement communiquées par leurs auteurs.

Quatre fois, j'ai assisté, dans leur accouchement, des femmes atteintes de luxation fémorale. On trouvera plus loin l'observation de trois d'entre elles. Pour la quatrième, affectée d'nne luxation du fémur gauche, elle accoucha sans difficulté d'un enfant mort. La luxation s'était produite trois ans auparavant, à la suite d'un abcès de la hanche qui, lui-même, avait succédé au dixième accouchement de cette femme, âgée de quarante-trois ans. C'est, comme on voit, un fait qui pourrait s'ajouter aux trois que j'ai sommairement relatés, en note, au début de ce mémoire, p. 10.

M. Depaul m'a dit avoir donné des soins à une dizaine de femmes en travail, et affectées de luxation fémorale. Dans la plupart de ces cas, la luxation était unilatérale, et avait été produite par une coxalgie; jamais il n'y eut de difficulté dans l'accouchement.

Si je suis bien renseigné, M. Pajot aurait vu sept cas du même genre que les précédents, c'est-à-dire tous exempts de complication pendant le travail de la parturition.

M. Tarnier m'écrit à l'instant que, pour la seconde fois, il a récemment donné des soins à une de ses clientes atteinte de luxation unilatérale, et les deux fois l'accouchement fut facile. Le bassin n'est pas rétréci.

Des huit observations que M. Blot a bien voulu me communiquer et qu'on trouvera reproduites plus loin, six mentionnent une terminaison facile de l'accouchement. Il est vrai que deux d'entre ces six femmes étaient seulement affectées d'une claudication très-prononcée depuis l'enfance ; il n'est point dit qu'elles eussent une luxation fémorale.

Une observation de M. Chantreuil, qu'on trouvera également dans la suite de ce travail, indique que l'accouchement a été facile, et que le rétrécissement du pelvis était peu marqué.

La femme dont j'ai fait représenter le bassin à luxation double p. 38, était accouchée normalement d'un gros enfant lorsque, quelques jours après, elle succomba à une péritonite.

Une femme de la clientèle de Pacoud, de Bourg, boitait depuis son enfance du côté gauche. Une luxation fémorale existait de ce côté. Malgré cette infirmité et une déviation latérale de l'épine, elle s'était mariée, et elle avait eu plusieurs grossesses heureuses, lorsqu'elle mourut d'une fièvre typhoïde. (*Traité des luxat. congénit. du fémur*, par Ch.-G. Pravaz, 1847, p. 65.)

M. Hubert, de Louvain, rapporte, à la page 60 de son Mémoire, l'observation d'une paysanne de Weert-Saint-Georges, âgée de 54 ans, petite, cacochyme, qui présente une déviation de l'épine avec saillie de l'épaule droite, et qui, depuis l'âge de cinq ans, porte une ankylose avec déviation du fémur droit en avant et en dedans. Son premier enfant a été extrait vivant et sans peine, au moyen du forceps. Les quatre autres sont nés spontanément, et trois d'entre eux si vite que la sage-femme arriva trop tard ; d'où l'on peut inférer, ajoute avec raison M. Hubert, que ce n'est point l'état du bassin qui a nécessité l'intervention de l'art.

« La femme boiteuse d'un mari manchot » dont parle Peu accoucha, elle aussi, avec facilité par la version, opération qui fut nécessitée non point par une vicieuse conformation du pelvis, mais par une « mauvaise posture de l'enfant. »

M. Bonnet, de Poitiers, a publié dans l'*Union médicale de la Gironde* (nov. 1868), l'observation très-intéressante d'une femme atteinte de luxation congénitale du fémur. Les diamètres du bassin étaient rétrécis notablement (le sacro-pubien d'environ 2 centimètres et demi, et les deux obliques de près de 3 centimètres; tandis que, d'autre part, l'inclinaison du pelvis en avant était fort exagérée. Cette femme accoucha deux fois à la Maternité de Poitiers. A la première, M. Bonnet fut obligé d'intervenir par la version, à cause de la lenteur du travail, qui compromettait l'existence de l'enfant. A la seconde, l'accouchement se fit spontanément après 13 heures de travail.

Les enfants naquirent vivants.

Enfin si j'ajoute que, dans les quatre faits qui me sont propres, trois ont permis un accouchement facile, j'aurai ainsi terminé l'exposé des cas heureux.

D'une autre part, le quatrième fait dont j'ai été témoin et que j'ai recueilli pendant mon clinicat, a nécessité une application de forceps. Il existait une luxation du fémur droit, et le bassin semblait être un peu aplati latéralement.

Dans un fait que m'a communiqué M. le docteur Taurin, la femme était âgée de 32 ans. Trois ans auparavant elle avait eu une coxalgie du côté gauche, laquelle s'était terminée par la luxation du fémur. Il existait en même temps une ankylose et une forte adduction du membre correspondant. Huit ans auparavant, c'est-à-dire cinq ans avant l'invasion de la coxalgie, un premier accouchement à terme avait été facile; mais le second accouchement survenu dans l'état précité fut très-laborieux. La version fut jugée nécessaire et opérée avec grande difficulté.

Dans l'un des huit faits de M. Blot, on pratiqua la céphalotripsie, puis la version, à un premier accouchement. Une seconde grossesse fut terminée à huit mois par un travail provoqué prématurément. Chez une autre femme à luxation avec ankylose et forte adduction du fémur gauche, l'application du forceps fut rendue très-difficile à cause de ces deux dernières circonstances.

L'observation qu'a publiée mon ami le docteur Lefeuvre est celle d'une femme affectée d'une double luxation des fémurs, et chez laquelle une excessive inclinaison du bassin en avant occasionna de la difficulté dans l'engagement du fœtus. Une application de forceps fut rendue assez laborieuse en raison du vice de direction des détroits. Dans une première grossesse, l'enfant s'était présenté par le tronc, et la version n'avait pas été sans difficulté.

La femme qui portait le bassin à luxation unilatérale, de la collection de M. Depaul, avait en même temps un rétrécissement notable du détroit supérieur (86 ^{mm}.). L'accouchement fut provoqué prématurément au commencement du neuvième mois de la grossesse, et peu après elle mourut de fièvre puerpérale. (*Thèse du docteur Chanoine.*)

Enfin la boiteuse « spirituelle » que Peu refusa d'épouser, et dont j'ai rapporté l'histoire au chapitre *histo-*

rique, mourut à huit mois de grossesse à la suite des chutes fréquentes que sa claudication extrême déterminait.

A ces faits j'ajouterai encore le suivant, que j'extrais du Mémoire de M. Fabbri (1861). Il s'agit de l'histoire clinique de cette femme sur laquelle fut trouvé un bassin oblique-ovalaire avec luxation congénitale double du fémur. (*V. l'obs. anat. p.* 56, *obs.* H.)

Obs. I. — Cette femme, pendant toute son enfance, ne put parvenir à se tenir debout, ce que l'on ne doit pas seulement attribuer à la double luxation fémorale dont elle était affligée, mais aussi au rachitisme dont on voyait encore quelques traces dans l'âge adulte. Les tibias étaient incurvés, le maxillaire inférieur et ses dents faisaient saillie en dehors.

Ce ne fut qu'à l'âge de 7 ans qu'elle commença à redresser sa personne et à se mouvoir dans la marche, bien qu'elle dût boîter de droite et de gauche. La taille resta de beaucoup inférieure à la moyenne. On remarquait chez elle la *courbure* habituelle entre les lombes et le sacrum ; et, dans la station debout, la crête de l'os iliaque droit était plus manifeste et plus saillante que la crête de l'os iliaque gauche, de même que le grand trochanter droit relativement au gauche.

Vers l'âge de 30 ans, elle arriva au terme de sa première et unique grossesse. Le fœtus se présentait par la tête, et l'occiput était en regard de la paroi cotyloïdienne droite, mais la tête restait au-dessus de l'entrée du bassin.

Le chirurgien appelé je ne sais combien d'heures après un inutile travail, reconnut cet état. Bien mieux, en pratiquant le toucher, il s'aperçut qu'il avait affaire à un cas de difformité non médiocre, ayant avec son doigt évalué, à peu de chose près, à deux pouces et demi ou un peu plus, le diamètre droit du détroit supérieur.

La mort du fœtus paraissait chose certaine. On pensa qu'il serait nécessaire de recourir à l'évidement du crâne, et dans le cas où cette opération ne serait pas suffisante, à l'application du céphalotribe.

On exécuta la première opération; mais le résultat ayant été nul, lorsque l'on vint à user du céphalotribe, toutes les manœuvres restèrent sans effet. La main introduite le long de l'instrument, on découvrit alors la difformité oblique ovalaire avec aplatissement du côté droit du bassin. On renonça alors à une entreprise qu'on ne pouvait mener à bonne fin; et après avoir vainement attendu quelques heures, convaincu que l'accouchement ne pouvait se faire par les voies naturelles, le chirurgien eut recours à l'opération césarienne.

La pauvre femme mourut un peu après la première moitié du second jour.

De cette revue rapide des cas d'accouchements observés chez des femmes atteintes de luxation fémorale, il résulte, en définitive, que la grande majorité de ces femmes conduisent leur grossesse à bonne fin et accouchent sans difficulté. On voit aussi, d'autre part, qu'il n'est pas absolument rare de rencontrer des obstacles sérieux à la bonne terminaison du travail, et, sans compter le fait si curieux de Fabbri, qui est très-exceptionnel, la proportion reste encore notable. En considérant la totalité de ces accouchements qui s'élève à près de soixante, on trouve que les cas simples ont été, relativement aux cas compliqués par le fait même de la luxation, dans la proportion d'environ six à un. Mais je me hâte d'ajouter, d'une part, que si on retranche de l'ensemble de ces faits les deux de M. Blot, où il n'existait qu'une claudication datant de l'enfance, sans luxation, et plusieurs autres faits appartenant à Peu et à M. Hubert, de Louvain, pour lesquels il n'est pas spécifié très-nettement si la claudication était due à une disjonction des os, la proportion sera changée en faveur des cas compliqués, car ces derniers accouchements ont été tous exempts de complication. D'autre part, si l'on considère qu'un grand nombre de cas d'accouchements faciles chez des femmes réellement affectées de luxation, n'ont été ni publiés, ni même recueillis, parce qu'on les supposait dépourvus d'intérêt, on arrivera à cette conclusion, que la proportion exacte entre les cas simples et les cas compliqués est aujourd'hui impossible à donner. Le rapport de *un septième* que j'ai exprimé plus haut me paraît provisoirement le plus acceptable.

L'examen des difficultés rencontrées, soit dans la marche de la grossesse, soit dans la parturition, conduit aussi à penser que les luxations d'origine coxalgique sont beaucoup plus souvent la cause de complications que celles d'origine intra-utérine. Cette différence me paraît surtout due aux altérations osseuses et aux suppurations pelviennes qui accompagnent souvent pour les premières, et quelquefois pour les secondes, le déplacement du fémur. De plus, l'ankylose fréquente de ce dernier dans une adduction parfois extrême, s'ajoute encore aux circonstances précédentes pour produire le même résultat.

Après cet aperçu général, voyons avec un peu plus de détail comment la grossesse et l'accouchement se comportent chez les femmes atteintes de luxation fémorale, soit spontanée, soit congénitale.

1° *Grossesse.* — En ce qui concerne la gestation, les observations restent, pour ainsi dire, muettes, ce qui d'ailleurs est un indice qu'elle n'a pas été entravée dans sa marche. Il y a cependant quelques complications qui semblent particulièrement être favorisées par l'existence de l'infirmité dont il s'agit. Ainsi, l'*obliquité* antérieure de la matrice dans le cas de luxation double est quelquefois portée à un degré considérable, par suite de l'inclinaison du bassin dans le même sens. L'observation de M. Lefeuvre mentionne une complication de ce genre, et la boiteuse que Peu refusa en mariage en est un plus bel exemple encore, puisque en marchant « son ventre touchait à terre. » L'obliquité latérale dans le cas de luxation simple et d'inclinaison latérale du bassin a été également signalée dans les descriptions, mais plutôt théoriquement que d'après l'observation. Cette obliquité existât-elle d'ailleurs, elle serait toujours moins prononcée et surtout moins pénible, moins fâcheuse que ne l'est parfois l'obliquité antérieure.

Les chutes plus fréquentes et les contusions qui peuvent en résulter sont encore une particularité qu'il importe de noter, mais qui dépend plus de la claudication en général que de la luxation en particulier. L'observation de Peu que je viens de rappeler, est encore sous ce rapport le plus bel exemple que je puisse citer. La pauvre femme qui en fait le sujet « tombait sur son ventre au moindre faux pas. Ses fréquentes chutes la firent aliter. Les accidents survinrent; son enfant mourut et elle aussi, enceinte d'environ huit mois. » Cependant la femme qui fait le sujet d'une de mes observations et que j'ai observée pendant mon clinicat, avait un raccourcissement de vingt centimètres dans le membre luxé, et sa grossesse n'en arriva pas moins à bonne fin.

Il est vrai de dire que bon nombre de femmes enceintes dans des conditions aussi difficiles pour la progression, n'évitent les chutes qu'en s'abstenant de marcher; et de là, un autre inconvénient que je signalerai en passant, à savoir, une constipation plus opiniâtre, une anémie et un état nerveux plus prononcés, comme on les observe chez les personnes qui restent couchées ou sédentaires.

Quelques observations mentionnent aussi chez ces femmes déhanchées quelques accidents hémorrhagiques pendant la grossesse, des vomissements intenses, etc.; mais ces complications de la grossesse ne sont évidemment pas imputables à la luxation. Une des quatre femmes que j'ai observées a offert sur la fin de sa grossesse une métrorrhagie abondante et répétée à la suite de laquelle son enfant mourut avant tout début de travail. Dans une observation de M. Blot, on voit aussi une hémorrhagie compliquer la marche de la grossesse ; mais je le répète, jusqu'à plus ample observation, on n'est pas autorisé à établir une relation intime entre cet accident et la luxation, bien que les secousses et les chutes qui résultent de la claudication puissent, jusqu'à un certain point, être invoquées en faveur de cette interprétation.

Je viens de mentionner dans un cas la mort du fœtus qui naquit altéré. J'ai observé encore, dans un autre cas, semblable terminaison. Mais cette fois, la mort n'eut lieu que quelques jours avant un travail à terme, tandis que dans le premier elle arriva vers sept mois et demi de grossesse. Ici, ce fut une hémorrhagie utérine qui causa la mort; là, ce furent des enroulements compliqués du cordon autour du tronc et du cou de l'enfant. Dans la relation de son fait, Peu se contente de dire que l'enfant mourut vers huit mois de conception, mais il n'indique pas si cette mort fut le résultat des nombreuses chutes de la mère. Quoi qu'il en soit, on voit par ces quelques exemples de mort du fœtus, que la grossesse qui accompagne les luxations fémorales ne lui est pas toujours favorable.

2e *Accouchement.* — L'existence d'une luxation simple ou double du fémur exerce-t-elle une influence sur les *présentations* et les *positions* du fœtus pendant le travail de l'accouchement? C'est, à mon avis, ce qui ne saurait être contesté. Mais il est difficile encore de préciser, d'une manière parfaite, le degré et la fréquence de son action. Il est bien entendu, d'ailleurs, que c'est surtout et presque uniquement par les déformations pelviennes qui sont le résultat de la luxation, que celle-ci exerce l'influence dont il s'agit.

Plusieurs fois dans les observations que j'analyse, l'enfant s'est présenté par le tronc. La seconde de Peu, c'est-à-dire celle dans laquelle il est question de « la femme boiteuse d'un mari manchot, » en fournirait un exemple s'il était bien certain que la claudication, dans ce cas, était due à une double luxation. Quoi qu'il en soit, on comprend assez bien comment l'inclinaison énorme du bassin en avant et la convexité antérieure de la colonne lombaire peuvent, chez les femmes à disjonction bilatérale du fémur, amener quelque vice de présentation. Pareillement, chez les femmes affectées de luxation simple, l'inclinaison latérale du bassin, la scoliose lombaire (si peu prononcée qu'elle soit), et surtout l'inégalité d'ampleur des deux moitiés latérales du pelvis, conduisent à admettre de semblables résultats, c'est-à-dire une influence plus ou moins prononcée sur le mode de présentation.

Jusqu'ici, les faits, trop peu nombreux encore, n'autorisent pas à penser que cette influence s'exerce communément d'une manière très-prononcée; mais il n'est pas douteux qu'elle n'agisse plus souvent sur la régularité avec laquelle le fœtus s'offre au détroit supérieur, en produisant ce que l'on nomme les *variétés* de présentation, ou les présentations *inclinées* et *irrégulières*. Quant aux positions, il est probable que parfois elles sont aussi plus ou moins modifiées par les mêmes causes; mais ces différences sont moins sensibles que pour les présentations.

Une conséquence toute naturelle du fait des présentations inclinées serait d'apporter dans la *marche du travail* une certaine lenteur, un trouble plus ou moins marqué, comme on l'observe communément lorsque la présentation n'est pas franche et régulière. Mais ces particularités, on le comprend, sont souvent difficiles à rapporter à leur vraie cause, la lenteur du travail pouvant dépendre d'une toute autre influence que celle qui résulte de la difformité pelvienne.

Dans la majorité des cas, au contraire, l'accouchement est non-seulement facile, mais prompt, de telle sorte qu'un inconvénient inverse de ces bassins déformés c'est d'exposer la femme et l'enfant aux dangers d'un accouchement trop rapide. Lorsque l'enfant se présente par le sommet et que, dès le commencement du travail, la tête se trouve engagée dans l'excavation pelvienne, l'amplitude si remarquable du bassin à double luxation, au niveau du détroit inférieur, de même que la diminution de sa hauteur, favorisent tout particulièrement cette expulsion précipitée. S'il s'agit d'un bassin à disjonction simple, la rapidité avec laquelle le travail se termine peut s'expliquer par les mêmes raisons, mais à la condition que le sommet de la tête soit tournée vers le côté le plus large du bassin, c'est-à-dire vers le côté luxé.

On voit donc, en définitive, que chez les femmes affectées de luxation fémorale, les accouchements simples, ou ceux qui se terminent sans une intervention opératoire, sont tantôt rapides, parfois même trop rapides, tantôt sans caractère particulier à noter, tantôt enfin lents et pénibles, soit par le fait d'une présentation irrégulière, soit parce que la grosse extrémité de la tête fœtale correspond, dans les bassins obliques, au côté qui offre le moins d'amplitude.

Pour les accouchements laborieux, c'est-à-dire ceux qui réclament une intervention active, nous voyons que tantôt c'est un rétrécissement notable du détroit supérieur qui engendre les difficultés, tantôt une inclinaison excessive du bassin en avant, qui s'oppose à l'engagement de la partie fœtale, tantôt une présentation du fœtus en travers, tantôt enfin la procidence d'un membre et du cordon ombilical. Et ces causes de difficultés dans l'accouchement ne se présentent pas toujours isolées les unes des autres; mais comme dans un cas de M. Blot, on les voit assez communément s'associer entre elles.

De ces sources diverses de complications, il en est quelques-unes qui ne se relient pas directement avec le fait de la luxation ; ce sont, par exemple, les présentations du tronc et les procidences. Quoique la configuration spéciale du bassin ilio-fémoral exerce, comme je l'ai dit plus haut, une influence incontestable sur ces deux accidents, cependant elle est, en général, assez difficile à saisir dans les cas particuliers, parce que les faits cliniques ne se présentent presque jamais à l'état de complète simplicité. Il me paraît donc, pour ce motif, que jusqu'à plus ample observation, il convient de retrancher, au moins en partie, ces deux complications du bilan de la déformation à type ilio-fémoral. Mais, par contre, je dois en ajouter d'autres qu'il n'est pas rare de rencontrer dans les cas de luxation d'origine coxalgique ; je veux parler de l'*ankylose* et de l'*adduction extrême* du membre luxé.

Les deux particularités qui précèdent se trouvent ordinairement réunies entre elles : le membre est ankylosé dans une adduction forcée. De là, des conséquences toutes spéciales dans l'accomplissement de divers actes fonctionnels de la reproduction. Ainsi, l'acte initial d'où dérive la grossesse s'effectue d'une façon variable, mais qui n'est presque jamais conforme à son mode le plus naturel. D'autre part, l'expulsion du fœtus est, quelquefois aussi, modifiée dans sa période finale par le fait de cette situation insolite de la cuisse. Toutefois, sur ce dernier point, je dois dire qu'on serait fort trompé si l'on s'en rapportait aux simples apparences. La nature a des ressources que souvent nous ignorons ; et, dans un cas très-compliqué de ce genre, ce n'est pas sans un grand étonnement que j'ai appris l'expulsion facile et prompte de l'enfant au moment de la parturition.

Mais c'est surtout au point de vue des opérations obstétricales ou même des simples explorations de l'appareil génital que cette situation vicieuse des membres luxés doit être prise en sérieuse considération ; de même d'ailleurs que certaines autres particularités du bassin ilio-fémoral, telles que son inclinaison anormale, la petitesse et la fragilité de l'arc antérieur du bassin, et, dans la variété asymétrique, l'ampleur plus grande d'une moitié du pelvis. La lecture des observations mettra ces faits dans tout leur jour. On verra ainsi comment, par le fait de cette barrière insolite que constitue l'une des cuisses au-devant de la vulve, le toucher est rendu plus difficile ; comment l'introduction de la main ou des instruments, soit pour la version, soit pour toute autre opération, devient parfois une œuvre délicate et laborieuse ; comment enfin cette disposition nécessite parfois des modifications toutes spéciales dans les procédés opératoires. On verra pareillement de quelle façon les altérations de forme, de direction et de dimensions du pelvis peuvent commander l'emploi de précautions particulières pour mener à bonne fin des opérations qui, dans les cas ordinaires, n'offrent guère que des difficultés prévues.

Les *suites de couches* ne me paraissent pas devoir être influencées d'une manière notable par les déformations du bassin ilio-fémoral. Cependant l'existence d'une forte claudication, jointe à celle d'une ankylose, pourrait peut-être, par les secousses que la marche imprime au bassin et aux viscères pelviens, provoquer plus facilement l'apparition de ces écoulements sanguins, qu'il n'est pas très-rare d'observer à une époque tardive de la période puerpérale. Peut-être aussi cette infirmité serait-elle susceptible de favoriser les déviations ou les abaissements de la matrice, si l'accouchée reprenait trop promptement le cours de ses habitudes. Je signale ces possibilités sans m'y arrêter davantage, car il me serait difficile de les appuyer sur des observations.

Pour terminer ce chapitre, je vais relater quelques-uns des faits cliniques les plus significatifs, renvoyant la relation des autres à la fin de ce travail.

Obs. II. — *Luxation coxo-fémorale droite avec raccourcissement de 20 ceniimètres dans le membre correspondant. — Ankylose du fémur luxé. — Rétrécissement de l'arcade pubienne. — Femme primipare. Accouchement spontané et prompt. — Enfant vivant.*

(Obs. personnelle).

M... (Zélie), âgée de 32 ans, primipare, de constitution faible, entre à la Clinique le 31 décembre 1862, et en sort non accouchée le 7 janvier 1864. Cette femme présenta et dans l'examen de sa personne, et dans son accouchement les particularités suivantes.

A deux ans et demi elle fut renversée par une voiture qui lui fractura le bras. Puis, dans une période étendue de la troisième année à la douzième (époque de la première menstruation), des abcès multiples se formèrent autour de la hanche droite, de la cuisse et de la fesse correspondantes, qui sont encore sillonnées de grosses cicatrices déprimées, vestiges de ces abcès. De plus, à l'âge de 10 ans, la malade eut la cuisse droite fracturée.

Actuellement la tête fémorale est luxée en dehors, ankylosée dans cette position, et le membre très-raccourci est immobile dans une adduction forcée et permanente. Le genou droit répond au quart supérieur de la cuisse gauche; il est distant du pli de l'aîne d'environ 11 centimètres, et par la pression qu'il exerce sur le point correspondant de la face antéro-interne de la cuisse gauche il a déterminé en ce point une dépression en cupule très-prononcée, laquelle est revêtue d'un tégument rougeâtre et d'aspect érythémateux. En haut l'intervalle qui sépare les deux cuisses est à peine de 5 centimètres; tout le membre s'incline en dedans, et le toucher ne peut être pratiqué à la manière ordinaire. La jambe droite est elle-même à demi ankylosée et fléchie sur la cuisse, le membre tout entier est à la fois atrophié et raccourci, le fémur droit est moins long que son congénère de 10 centimètres environ. Ici, les causes de raccourcissement, la luxation et la fracture, se sont superposées, et il en est résulté un raccourcissement total d'environ 20 centimètres qui oblige la malade à marcher avec une béquille et un support en bois à deux colonnes adapté à un soulier de forme spéciale.

La déformation s'étant prononcée avec le temps, la malade qui pouvait jusque-là pratiquer le coït à la manière ordinaire, s'est vue plus tard réduite à n'avoir de rapprochements sexuels qu'*à retro*. C'est dans ces conditions qu'elle est devenue enceinte (1), et actuellement le toucher révèle les particularités suivantes.

La femme est primipare, le col est mou, long, fermé, et proémine dans le vagin ; le doigt reconnaît un rétrécissement peu prononcé de l'arcade pubienne dû sans doute à la difformité des parties ; enfin, le sommet de la tête fœtale commence à s'engager dans l'excavation. Zélie M... sort dans cet état de la Clinique, pensant y rentrer pour y accoucher. Surprise inopinément par les douleurs de l'enfantement à la fin de janvier 1864, elle accoucha si rapidement qu'elle ne put se faire transporter à l'hôpital. Aucune particularité remarquable ne se produisit dans le cours du travail qui ne dura que deux heures. Je n'ai pu savoir dans quelle position s'est placée la parturiente au moment de l'expulsion de l'enfant.

Obs. III. — *Accouchement spontané et à terme chez une femme atteinte d'une luxation coxo-fémorale ancienne.*

(Observation communiquée par M. Chantreuil.)

Cette femme, entrée à la Maternité de Cochin, le 20 novembre à quatre heures du soir, était bien réglée, et primipare selon son dire ; en l'interrogeant bien, l'on put se

(1) Pendant sa grossesse elle a été tourmentée par des nausées, des vomissements et des épistaxis fréquentes.

convaincre qu'elle avait fait une fausse couche antérieurement à sa grossesse actuelle, qui s'est bien passée sauf quelques vomissements au début, et une tendance continuelle à la constipation.

Les premières douleurs apparurent le 20 novembre, à neuf heures du matin. Au toucher, le col était complétement effacé, et présentait une dilatation d'environ 3 centimètres ; les bruits du cœur fœtal avaient leur maximum à droite, en bas et en arrière. L'enfant se présentait par le sommet en position occipito-iliaque droite postérieure. La dilatation complète eut lieu le soir, et, les membranes ayant été artificiellement rompues, la femme accoucha spontanément d'une petite fille pesant 3,500 grammes, parfaitement vivante. Le travail avait duré dix heures et demie.

Cette femme avait à droite une luxation coxo-fémorale. A l'âge de deux à trois ans, elle avait fait une chute sur la hanche droite, avait refusé dès lors de marcher à cause des douleurs causées par la contusion et n'avait recommencé que beaucoup plus tard à marcher en boitant notablement. La luxation avait été reconnue par M. Raspail, qui ne fit aucune tentative de réduction, à cause de l'ancienneté même de l'accident.

Du côté du bassin, on trouvait l'épine iliaque antérieure et supérieure abaissée du côté malade, d'où résultait une égalité apparente dans la longueur des membres pelviens. Mais si l'on ramenait les épines iliaques au même niveau, il était facile de constater un raccourcissement de $0^{m}.025$. Le membre était dans une légère adduction et avait subi une rotation peu marquée, la rotule regardait directement en dedans par sa face externe. Le pied faisait avec le plan du lit un angle à peu près droit.

Les mouvements étaient très-étendus et indépendants de l'os iliaque. La flexion ainsi que l'extension s'exécutaient spontanément, dans de très-larges limites, l'adduction se faisait également bien ; l'élévation était limitée. Au contraire, la rotation du pied en dedans était plus étendue que du côté sain.

Sur cette femme, si l'on faisait mouvoir le fémur, on voyait que, pendant l'adduction, le grand trochanter faisait saillie en arrière et en dehors; son bord supérieur avait dépassé la ligne qui joint l'épine iliaque antéro-supérieure à l'ischion. Si de plus, plaçant la main dans l'aîne on cherchait à percevoir les mouvements de la tête dans la cavité cotyloïde, on n'y pouvait parvenir.

Cette luxation, en haut et en arrière, de la tête du fémur droit, n'avait eu qu'une influence très-minime ou même nulle sur la forme générale du bassin. Par le toucher, nous ne pûmes pas atteindre l'angle sacro-vertébral pendant l'accouchement, parce que la tête était déjà descendue dans l'excavation pelvienne. Après la délivrance, nous pûmes, il est vrai, atteindre cet angle avec l'extrémité de l'indicateur, mais il faut avouer que ce léger raccourcissement du diamètre diagonal du détroit supérieur n'avait que peu d'importance, puisque l'accouchement s'est terminé spontanément, avec une position occipito-iliaque droite postérieure, par l'expulsion d'un enfant vivant à tête de volume ordinaire. La déformation pelvienne (si elle existait dans ce cas) n'aurait donc apporté qu'un obstacle absolument insignifiant à l'accouchement.

Obs. IV. — «En l'année 1673, la femme boiteuse d'un mari manchot demeurant au faux-bourg Saint-Laurent, fut trois jours en travail sans pouvoir accoucher. La mauvaise posture de l'enfant et l'incommodité de la mère en etoient la cause Elle avoit les cuisses si serrées l'une contre l'autre qu'elle ne pouvoit marcher que de côté aiant les jambes et les pieds écartez et jettez en dehors, depuis les genoux, lesquels etoient serrez étroitement l'un contre l'autre. Dès que la sage femme vouloit aprocher d'elle pour les lui écarter c'etoient des cris épouvantables. Elle y manda plusieurs accoucheurs qui n'y firent rien non plus qu'elle. Enfin quelques voisines de la malade en eurent pitié et me vinrent trouver à l'insçû de la matrône qui s'y opposoit. Quand je fus arrivé et que j'eus considéré l'etat des choses, je ne laissai pas de la prier de demeurer pour être temoin de l'operation qui méritoit bien d'être vûë. Mais soit dépit, soit crainte d'être maltraitée de la populace, elle n'en voulut rien faire et s'alla cacher sur un escalier pour se dérober à leurs cris. J'en pris une autre pour m'aîder. Je fis situer la malade sur le ventre dans la posture ou l'on met ceux à qui l'on fait l'opération de la fistule du fondement, et lui tiroi un enfant fort gros qui présentoit le bras et l'épaule tout livide et cangréné. Elle reprit sa parfaite santé et je l'ai depuis accouchée heureusement plusieurs fois de cette façon quoique ses enfants se présentâssent dans une posture très-fâcheuse. »

(Peu, *Pratique des Accouchements*, p. 107.)

Obs. V. — *Luxation coxo-fémorale consécutive à une coxalgie dans l'enfance. — Bassin déformé. — Accouchement naturel.* (Obs. personnelle).

Le 7 décembre 1867, une dame de 30 ans, primipare, enceinte d'environ 2 mois, se présente dans mon cabinet pour me prier de l'examiner. Elle m'était adressée par M. le docteur Cazalis. Grande et bien constituée, robuste même, cette femme boite depuis l'âge de cinq ans. A cette époque, elle fut atteinte de luxation spontanée du fémur droit dans son articulation coxo-fémorale. Des abcès se développèrent à la partie externe et supérieure de la cuisse, et l'on en voit encore les cicatrices déprimées, ainsi que celles laissées dans la fosse iliaque par des cautères anciennement appliqués à ce niveau. La guérison s'est effectuée avec ankylose après trois ans de séjour au lit, et depuis l'âge de 13 ans la malade a pu quitter ses béquilles. Elle marche actuellement en claudicant, sans appui, et sur la pointe du pied ; le membre est dans l'adduction et la rotation en dedans, ce qui imprime à la marche un aspect tout particulier. Cette dame monte bien à cheval, mais s'assied sur la selle du côté opposé au côté habituel; les rapports sexuels doivent également s'effectuer dans une position spéciale, inclinée sur le côté, à cause de l'infirmité.

Un examen plus précis permet de reconnaître que le raccourcissement du membre dépend seulement de celui du fémur. Le bassin est dévié fortement en avant, d'où une cambrure lombaire considérable. L'arcade pubienne est déjetée en dedans du côté malade. Les mensurations du bassin avec le compas de Baudelocque donnent une distance de 19 centimètres de la partie supérieure de la symphyse à l'apophyse épineuse de la 5e vertèbre lombaire, et seulement une de 25 centimètres entre les 2 crêtes iliaques, en leur milieu. La crête iliaque droite paraît un peu déviée en arrière. L'abdomen est très-proéminent probablement à cause de l'ensellure. Au toucher, je trouve le col ramolli, volumineux.

Je revis souvent cette dame dans le cours de sa grossesse. Vers la fin de mars 1868, je constatai par l'examen pelvimétrique et digital que le bassin avait des dimensions suffisantes pour permettre l'accouchement. Le 5 juin, la tête fœtale était accessible à travers le segment inférieur de la matrice, et elle tendait à s'engager ; la malade avait les pieds et les mains un peu gonflés par de l'œdème. Bientôt la face se gonfla également, il n'y avait ni céphalalgie ni troubles nerveux, la tête fœtale descendait lentement dans l'excavation en repoussant devant elle le segment utérin dont elle était coiffée. Pendant ce temps, l'urine examinée par la chaleur donna un abondant précipité d'albumine.

L'albuminurie continuant, le travail véritable débuta le 30 juin à midi ; à six heures du soir la dilatation du col atteignait le diamètre d'une pièce de 5 francs, mais il n'y avait pas de mouvements fœtaux, le cœur fœtal avait cessé de battre, il y avait chevauchement des os du crâne, l'enfant était sûrement mort. Le travail marcha nonobstant régulièrement, et le 1er juillet, à 3 heures et demie du matin naquit spontanément en position occipito-iliaque gauche antérieure un enfant mâle volumineux, macéré. Le cordon, quoique d'une longueur ordinaire, s'enroulait autour du tronc et du cou de l'enfant en formant un 8 de chiffre, dont le nœud était à peu près au niveau de la mamelle gauche. Ce nœud formé par le cordon était serré, mais n'imprimait pas sa trace sur le fœtus. Le délivre, petit, contenait dans son épaisseur un noyau fibrineux de date ancienne. Ces trois causes de mort réunies, albuminurie de la mère, enroulement du cordon autour du cou de l'enfant, et lésion placentaire, expliquent facilement la mort du fœtus survenue trois jours avant le travail. La mère se rétablit graduellement; l'albuminurie disparut sans aucune atteinte d'éclampsie, l'œdème se dissipa en quelque temps, et le 11 juillet la guérison était assurée.

Obs. VI. — *Luxation du fémur, suite de coxalgie datant de l'enfance. — Pas de rétrécissement très-notable du bassin.*

(Obs. communiquée par M. Blot.)

Madame de V...., atteinte de luxation fémorale à la suite d'une coxalgie survenue à l'âge de 11 ans, présente un raccourcissement de 10 centimètres dans le membre correspondant à la luxation.

Première grossesse, compliquée d'albuminurie extrêmement abondante. Anasarque, éclampsie à huit mois, mort de l'enfant. — Guérison de la mère. Au moment de sa naissance, l'enfant paraissait mort depuis cinq ou six jours. Son petit volume lui a permis d'être extrait avec le forceps sans difficulté.

Deuxième grossesse. Pas d'accidents pendant la grossesse. L'accouchement se fait à terme. L'enfant, d'un volume moyen, se présentait par le siége; l'extraction fut assez laborieuse; l'enfant est encore aujourd'hui vivant.

Troisième grossesse. Accouchement à terme d'un enfant de volume moyen, se présentant par le sommet. L'application du forceps, qui fut assez simple, fut nécessitée plutôt par l'inertie utérine que par le rétrécissement du bassin qui était à peu près normal, sauf un léger redressement de la ligne innominée du côté opposé au membre le plus court. L'enfant fut extrait vivant.

OBS. VII. — *Coxalgie dans l'enfance.*

(Obs. communiquée par M. Blot).

Madame B...., sœur d'un confrère. Le membre gauche est de beaucoup plus court que le droit. Le bassin est rétréci.

Première grossesse. Suivie d'un accouchement à terme mais extrêmement laborieux. Procidence du bras droit le long de la tête maintenue au-dessus du détroit supérieur. Trois applications inutiles de forceps. — Céphalotripsie; glissement répété. — Version après la céphalotripsie. L'extraction fut difficile.

Deuxième grossesse. M. Dubois, qui avait vu la malade lors de son premier accouchement, conseille l'accouchement prématuré à huit mois. Les douleurs sont provoquées par des injections intra-utérines; une seule injection suffit pour développer un travail régulier. Quand je vois la malade, huit heures plus tard, la dilatation est complète; je romps les membranes; la tête plonge dans l'excavation pelvienne, et après quelques douleurs une petite fille bien vivante naît spontanément.

Cette enfant a aujourd'hui 13 ans.

OBS. VIII. — *Ankylose coxo-fémorale du côté gauche. — Application de forceps rendue difficile par cette cause. — Métro-péritonite. — Guérison.*

(Obs. communiquée par M. Blot).

Missotot (Joséphine), 40 ans, multipare (trois accouchements à terme.) Une fausse couche de trois mois il y a quatre ans), entre à la Clinique le 25 avril 1856 à cinq heures du soir. Cette femme, atteinte de luxation coxo-fémorale du côté gauche, est d'une bonne santé habituelle et bien menstruée depuis l'âge de 17 ans ; elle se croît à terme. Pendant sa grossesse elle a eu à souffrir de crampes dans les jambes. En même temps que ces douleurs, il apparut un œdème considérable de la jambe gauche et des parties génitales. Ces accidents remontent au troisième mois de la grossesse.

Les premières douleurs avaient apparu le 24 avril à 7 heures du soir. Les membranes se rompirent le 25, à 5 heures, en même temps la dilatation complète du col s'effectua. L'enfant se présentait en position occipito-iliaque droite postérieure. Les bruits du cœur fœtal étaient perceptibles mais de plus en plus sourds. Les eaux étaient teintes de méconium. M. Paul Dubois appliqua le forceps à 7 heures 10 minutes du soir et fit l'extraction d'un enfant du sexe masculin bien constitué. La délivrance fut naturelle.

Les suites de couches furent marquées par la production d'une métro-péritonite qui céda aux sangsues et aux frictions avec l'onguent napolitain belladoné. La femme sortit guérie le 4 mai 1856.

M. Dubois éprouva dans ce cas quelque difficulté à appliquer le forceps à cause de l'ankylose coxo-fémorale; il a dû laisser la femme étendue sur son lit, sans essayer de la placer sur le bord dans la position ordinaire. Il en est résulté que l'application des cuillers du forceps n'a pu être faite d'une manière régulière; l'une d'elles a été mise sur le frontal droit, l'autre sur le point diamétralement opposé du crâne. L'enfant est venu vivant et bien portant nonobstant ces conditions.

Les préceptes sont presque impossibles à suivre dans les cas de vices de conformation du bassin. On est alors obligé de placer les branches du forceps comme on peut. Ni M. Paul Dubois, ni M. Blot n'ont vu d'inconvénients sérieux résulter de ces applications irrégulières. Il serait possible cependant qu'on produisît ainsi une fracture des os de la face. M. Paul Dubois n'en a jamais observé de cas.

CHAPITRE V.

PRONOSTIC DES LUXATIONS FÉMORALES AU POINT DE VUE DES ACCOUCHEMENTS.

D'une manière générale, ce pronostic peut être considéré comme d'une gravité médiocre, puisque nous avons vu que six femmes sur sept environ accouchent à terme sans difficulté notable. Parfois même, l'expulsion du fœtus est plus rapide que dans l'état ordinaire de bonne conformation. Mais cette circonstance, qu'on pourrait regarder comme favorable, aggrave plutôt le pronostic; car l'accouchement trop prompt ne laisse pas que d'être parfois assez dangereux.

La grossesse, à part le fait très-exceptionnel rapporté par Peu, et dans lequel mère et enfant moururent un mois avant le terme, à part aussi quelques autres cas, comme ceux que j'ai signalés et dans lesquels l'enfant succomba dans le cours de la gestation, la grossesse, dis-je, suit généralement son cours régulier et ne paraît que très-peu influencée par les déformations pelviennes ou par la claudication qui est la conséquence du déplacement articulaire.

Il en est de même, et bien plus encore, des suites de couches.

Cependant, si de cette vue d'ensemble on passe à l'examen des faits particuliers, on reconnaît bientôt que pour un certain nombre de femmes affectées de l'infirmité dont il s'agit, les résultats de l'accouchement sont loin d'être aussi favorables. Il est à remarquer, en effet, que toutes les opérations obstétricales les plus graves comme les plus légères ont été déjà nécessitées pour la terminaison de ces sortes d'accouchements. Je n'ai pas besoin de dire que cette intervention a été surtout commandée dans les cas où la déformation pelvienne était accompagnée d'un rétrécissement de l'un ou de l'autre des détroits. Ainsi, la version, les applications de forceps, la perforation du crâne, la céphalotripsie et même l'opération césarienne ont été employées quelquefois pour secourir les femmes en travail. Deux fois l'accouchement a été provoqué prématurément en vue de prévenir les dangers d'un accouchement à terme. Enfin, à la suite de ces accouchements soit faciles, soit laborieux, une proportion assez notable de femmes ont succombé. Mais il convient d'ajouter que la mort n'a pas paru se relier directement avec les circonstances de la luxation. Dans l'observation de M. Lefeuvre, dans celles où il est question des deux bassins de la clinique, on voit que c'est la fièvre puerpérale qui a fait les victimes.

Les femmes atteintes de luxation unilatérale, celles surtout qui doivent cette infirmité à une coxalgie, fournissent le contingent le plus considérable d'accouchements compliqués. Déjà Peu avait remarqué, relativement à la gestation, que « les femmes qui boitent moins fort, c'est-à-dire qui marchent en canettant, portent plus aisément leur enfant à terme » que les autres. Cette réflexion peut aussi s'appliquer, d'une manière générale, à l'accouchement. Il n'est pas besoin de dire, toutefois, que c'est à la condition qu'une cause puissante de déformation ne viendra pas s'ajouter à la double luxation fémorale pour vicier gravement le pelvis. Ainsi, tous les exemples qui composent la seconde division que j'ai établie dans la conformation des bassins à luxation fémorale, entraîneraient, au contraire, les difficultés les plus graves dans la terminaison du travail de l'accouchement. Le fait de Fabbri, dans lequel on dut recourir à l'opération césarienne après avoir tenté vainement l'extraction par le céphalotribe, appartient aux bassins de cette catégorie.

Une circonstance que j'ai signalée précédemment et qui concourt d'une manière indirecte à aggraver le pronostic, consiste dans les difficultés particulières que peuvent présenter les opérations obstétricales les plus simples. Le cas de cette femme au mari manchot, dont parle Peu, ainsi que beaucoup d'autres dont on trouvera le détail dans les observations, démontrent que cette considération n'est pas indifférente.

Enfin, certaines dispositions anatomiques doivent faire encore sous certains rapports réserver le pronostic. J'ai parlé avec insistance de la fragilité et de la minceur des pièces osseuses qui constituent l'arc antérieur de l'excavation pelvienne. Or, on conçoit aisément que dans une opération ces os puissent être fracturés. Dans un cas de Fabbri, on trouva une fissure longitudinale de date récente sur l'un des pubis. De même (quoique pour le bassin ilio-fémoral je ne connaisse pas jusqu'ici de fait clinique de ce genre), on peut prévoir cependant que ces arêtes et ces lames tranchantes qu'on observe sur la marge antérieure du bassin, seraient très-propres dans quelques cas à sectionner la vessie ou la matrice, et à déterminer ainsi une mort prompte. J'ai déjà fait allusion antérieurement à ce genre d'accident survenu dans des cas de bassins rétrécis par le rachitisme.

CHAPITRE VI.

DIAGNOSTIC DES LUXATIONS FÉMORALES SPONTANÉES OU CONGÉNITALES ET DES DÉFORMATIONS QU'ELLES PROVOQUENT DANS LE PELVIS.

Puisque les résultats de l'accouchement chez les femmes atteintes de ces sortes de luxations, quoique généralement très-satisfaisants, peuvent être cependant plus ou moins fâcheux, on conçoit sans peine combien il importe d'être bien fixé et sur l'existence de la luxation et sur les déformations plus ou moins graves qu'elle a pu provoquer dans le bassin. De là, la nécessité d'envisager le diagnostic sous deux aspects, à savoir : 1° diagnostic de la luxation et des complications qui peuvent l'accompagner ; 2° diagnostic des altérations pelviennes produites par la disjonction articulaire ou par quelques autres causes adjuvantes.

Je serai bref sur chacun de ces points ; car les procédés d'exploration à mettre en usage pour arriver à cette connaissance ne diffèrent pas de ceuxqu'on emploie pour la constatation de toute autre affection chirurgicale, ou de tout autre mode de viciation pelvienne que ceux qui sont ici en cause. Il serait donc déplacé d'entrer, au sujet d'une question restreinte, dans des détails minutieux qui relèvent bien plus des *Traités généraux* que d'un travail de la nature de celui-ci.

1° *Diagnostic de la luxation.* — Généralement il n'y a pas grand intérêt, au point de vue qui nous occupe, à déterminer si la luxation est congénitale ou postérieure à l'enfance; si elle a été le résultat d'une arthrite aiguë non suppurée, ou si elle a été provoquée par une suppuration de l'articulation, etc. Cependant, comme les renseignements fournis par les malades et la simple inspection de la hanche suffisent en général à l'acquisition de ces notions, on aurait tort de les négliger. Ce qu'il importe surtout de connaître, c'est, dans le cas de luxation coxalgique, la durée plus ou moins considérable de la maladie primitive, les complications qui ont pu en aggraver les effets, etc. Ces restrictions une fois établies, je confondrai donc dans une même étude le diagnostic des luxations antérieures à la puberté, quelle que soit leur origine. L'existence d'une ankylose entre les os luxés et la déviation plus ou moins considérable du membre sont, d'ailleurs, choses trop faciles à constater pour que je doive m'y arrêter.

Pour les cas bien tranchés et dépourvus de toute complication étrangère qui puisse dissimuler les caractères de la luxation, le diagnostic est des plus faciles.

Si l'on examine avec soin les individus affectés de luxation de la hanche, on remarque entre eux des différences notables soit dans le décubitus horizontal, soit dans la station debout, soit pendant la progression, selon qu'ils sont atteints de luxation simple ou de luxation double. Dans ce dernier cas, en effet, la démarche conserve, au milieu d'une grande perturbation, une certaine symétrie dans son irrégularité, tandis que dans l'autre l'inégalité entre les deux moitiés du corps est des plus frappantes. L'inspection attentive de la personne au repos fournit des différences analogues, quoique moins marquées.

A. Dans la *luxation unilatérale,* le sujet étant *couché bien horizontalement* sur un plan un peu résistant, on remarque :

1° Que l'épine iliaque antéro-supérieure du côté luxé est plus basse que l'autre, c'est-à-dire plus rapprochée du plan de sustentation ;

2° Que le membre malade est moins développé, moins bien nourri et plus court que l'autre ; que sa racine fait plus de saillie en dehors et que le grand trochanter est plus rapproché de la crête iliaque ;

3° Que la région inguinale offre une certaine dépression, et la grande lèvre du côté affecté une légère ascension par rapport à l'autre.

Dans la station debout, on constate :

1° Tantôt que le membre malade touche le sol par la pointe, tantôt, au contraire, qu'il s'applique au sol par toute la face plantaire ; mais, dans ce dernier cas, le membre sain est alors fléchi dans le genou, tandis que du côté malade la saillie formée par la hanche devient énorme, l'épine s'incurve, la fesse bombe en haut, se déprime en arrière, et le pli de sa base se trouve sensiblement relevé.

2° On constate, en outre, que la direction du fémur est plus oblique de haut en bas et de dehors en dedans, et que le genou vient presque au contact de son homonyme du côté sain ;

3° Enfin, que la cambrure des lombes augmente sensiblement.

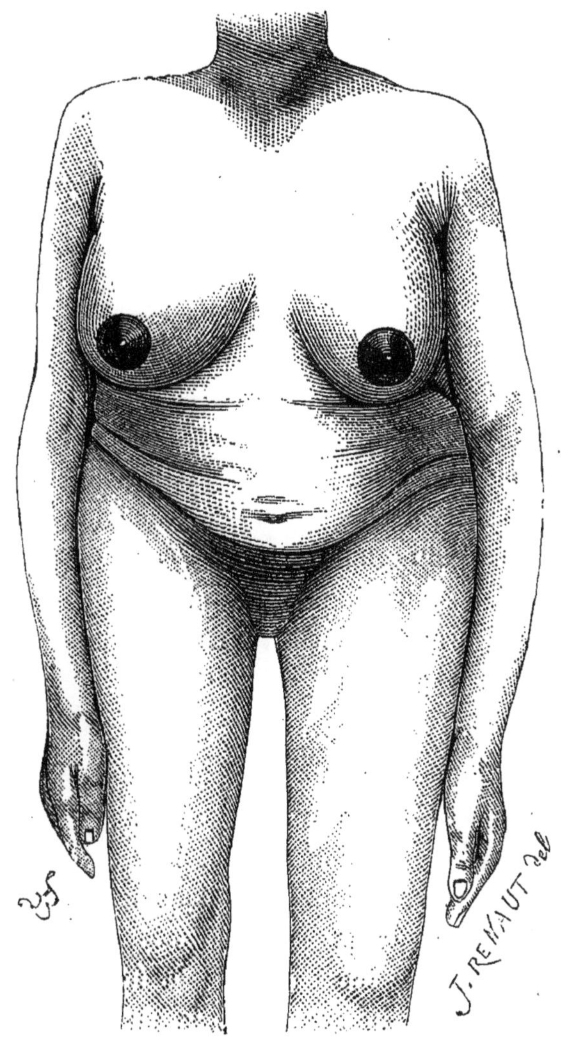

Fig. 11. Femme G... Double luxation coxo-fémorale. Bassin non rétréci. 1re *grossesse*, avortement à 3 mois et demi. 2e *grossesse*, avortement à 6 mois. 3e *grossesse*, accouchement à terme; application du forceps à cause de procidence du cordon. 4e *grossesse*, accouchement normal. Enfant pesant 3,160 grammes. Cette figure et la suivante représentent la même femme vue de face et de dos. Gravées d'après des dessins photographiques de M. Depaul.

Pendant la marche :

1° On remarque une claudication toute spéciale

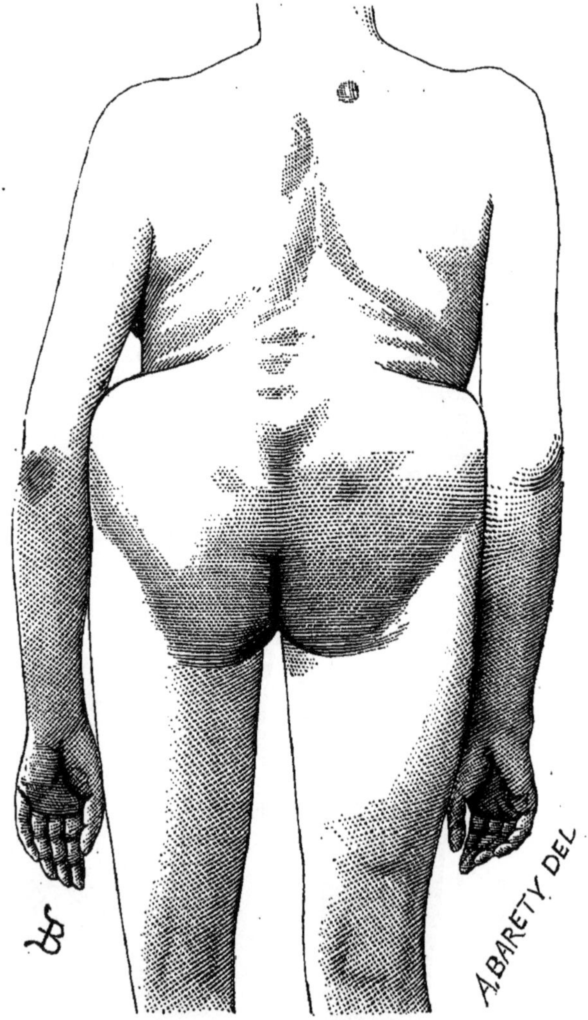

Fig. 12. Cette figure fait voir la saillie considérable des hanches qui sont surélevées. Le tronc paraît raccourci et comme enfoncé entre les hanches. La cambrure des lombes est très-marquée. Une certaine symétrie se remarque dans cette difformité.

qui diffère de celle que produirait une simple brièveté relative du membre. « Chaque fois, dit Pravaz, que le poids du corps vient s'appuyer sur le membre affecté, une inflexion latérale du tronc, beaucoup plus prononcée que d'ordinaire, a lieu au-dessus des hanches, et le sommet de la cuisse semble s'enfoncer dans le flanc. »

2° Les sujets affectés marchent suivant deux modes différents qui influent sur le degré de la claudication. Ainsi, tantôt ils appuient sur la pointe du pied qui est fortement étendu, tantôt ils appuient sur toute la face plantaire en même temps qu'ils fléchissent le genou sain. Ce dernier mode de progression détermine une claudication bien plus apparente que dans le premier cas.

3° A l'inverse de ce que l'on observe dans le décubitus horizontal, le côté du bassin qui répond à la luxation est sur un plan plus antérieur que l'autre. Enfin le saut à cloche-pied sur le membre luxé s'exécute avec difficulté, ou il est impossible.

Dans la luxation fémorale double, on constate que le torse est très-développé en largeur ; que les hanches sont très-saillantes et fortement remontées ; que les membres inférieurs sont comme raccourcis, les cuisses très-obliques en dedans et les genoux presque au contact l'un de l'autre ; que les pieds ont la pointe tantôt tournée en dedans, tantôt en dehors ; enfin, que le pli des aînes est déprimé et la cambrure lombaire fortement exagérée. Les deux gravures ci-jointes mettent d'ailleurs en évidence la plupart de ces caractères.

La station debout dessine mieux que la position couchée l'anomalie de forme que présentent les deux hanches, parce que le poids du corps fait remonter un peu les fémurs. L'incurvation des lombes est aussi plus accentuée, et le bassin, « pour satisfaire aux nouvelles conditions d'équilibre, bascule en avant et de haut en bas, entraînant dans son mouvement la région inférieure de l'épine, dont la courbure normale s'accroît considérablement. » (*Pravaz.*)

Pendant la progression, le corps subit des oscillations plus ou moins étendues et qui donnent à la démarche un caractère fort disgracieux. La claudication est ici double ou bilatérale ; de là, cette sorte de régularité dans le désordre de la fonction ; la femme ainsi affectée *canette*, pour me servir de l'expression de Peu, et elle se fatigue assez facilement.

Tels sont les traits principaux qui serviront à reconnaître la luxation simple ou double. Il faut cependant à tous ces signes en ajouter deux autres qui ont été considérés comme les plus décisifs. En effet, quand on peut les bien constater, ils donnent au diagnostic de la luxation un caractère complet de certitude. Ce sont, d'une part, la présence de la tête fémorale roulant sous la main exploratrice, au niveau de la fosse iliaque externe ; et, d'autre part, la vacuité de l'ancienne cavité cotyloïde que l'on pourrait quelquefois reconnaître par l'exploration de l'aîne.

Quant à l'ankylose du membre dans une direction vicieuse, il est bien entendu qu'elle entraînerait des différences dans quelques-uns des signes que je viens d'énumérer, de même que parfois certaines autres complications comme les abcès, les suppurations osseuses, les cicatrices adhérentes, les végétations périarticulaires, etc. Dans un bassin offrant une luxation d'origine coxalgique, le fond de la cavité cotyloïde était perforé en plusieurs points et communiquait ainsi avec la cavité pelvienne. On comprend qu'une déformation toute spéciale pourrait résulter d'une disposition semblable. Le ramollissement exceptionnel du tissu osseux, sa flexibilité plus grande peut devenir l'origine d'une altération beaucoup plus prononcée sous la simple influence des causes ordinaires de déformation. Et c'est peut-être ainsi qu'il faut concevoir la possibilité peu commune d'une viciation prononcée du bassin chez cette femme de 29 ans, dont l'observation fournit un si remarquable exemple.

2° *Diagnostic des déformations pelviennes.* — Il ne suffit pas de s'être assuré de l'existence d'une luxation fémorale simple ou double, pour conclure immédiatement que le bassin présente telle ou telle variété de déformation, tel ou tel degré d'étroitesse ou d'amplitude. J'ai trop insisté sur le fait, très-commun en clinique, de l'association et de la complexité des causes morbides, pour ne pas rappeler ici que les influences déformatrices pouvant être multiples et diversement combinées, leurs effets peuvent être également fort variables en intensité. Il est bien vrai que les mêmes causes, agissant dans les mêmes conditions, produisent des résultats semblables; et c'est là ce qui explique comment nous avons pu établir la réalité du type ilio-fémoral avec ses deux variétés. Mais nous avons vu aussi qu'au point de vue anatomique, les différences de détail ne sont pas rares, et qu'au point de vue clinique elles sont plus tranchées encore. Puisqu'il en est ainsi, toutes les fois que le diagnostic des altérations du bassin devra être précisé, on devra recourir, comme dans les cas de viciation due à toute autre cause que la luxation fémorale, à deux procédés de recherches, c'est-à-dire à l'examen des antécédents de la malade et à l'exploration physique des parties affectées.

L'étude des antécédents devra porter tout à la fois

sur l'origine réelle ou présumée de la luxation, sur les causes qui l'ont déterminée et sur les circonstances qui l'ont accompagnée. On acquerra de la sorte des notions précieuses qui serviront de guide dans l'examen direct des différentes parties du bassin. La luxation a-t-elle été produite par une suppuration articulaire, une lésion osseuse de longue durée; l'état général de la malade a-t-il été gravement affecté, et la progression empêchée pendant des mois ou des années? Comme toutes ces circonstances influent sur le développement du bassin, sur l'intensité des pressions osseuses et des tractions musculaires ou ligamenteuses, on conçoit qu'il y a intérêt à les bien connaître.

Quelque précis que puissent être les renseignements obtenus, l'exploration des parties est cependant nécessaire pour porter un jugement définitif. Pour y procéder, on emploiera les moyens ordinairement usités en pareil cas, c'est-à-dire les instruments de mensuration externe et, si rien ne s'y oppose, l'exploration digitale qu'aucun instrument ne peut remplacer. L'attention sera portée d'abord sur les formes extérieures, sur le degré d'inclinaison du bassin, la courbure des lombes, la saillie de l'abdomen, la direction de la symphyse pubienne, la fixité ou la mobilité des fémurs, la direction qu'affectent ces os, etc. Puis, au moyen d'un compas de Baudelocque, on mesurera l'intervalle qui sépare les deux crêtes iliaques, la ligne sacro-pubienne, l'espace compris entre la symphyse des pubis et la partie correspondante en arrière aux symphyses sacro-iliaques, enfin, la hauteur totale du bassin, la largeur de l'arcade pubienne, sa hauteur, et les diamètres du détroit inférieur. Ces notions étant acquises, avec le doigt introduit dans le vagin, on s'assurera de la disposition des branches ischio-pubiennes, de celle de la symphyse et des branches horizontales des pubis; on explorera les deux moitiés latérales de l'excavation pubienne à l'effet de constater si l'une est plus spacieuse que l'autre, si les ischions sont également déjetés en dehors, et leurs épines plus ou moins proéminentes vers la cavité du bassin. On cherchera à atteindre l'angle sacro-vertébral, afin de pouvoir apprécier, si le doigt arrive jusqu'à lui, quel est le degré du rétrécissement antéro-postérieur; on explorera la courbure antérieure du sacrum et la pointe du coccyx, ainsi que la mobilité et la direction de cet os; et du résultat de cet examen on conclura à l'existence ou à l'absence d'une conformation vicieuse. Si la déformation est assez notable pour favoriser par un excès d'amplitude une expulsion trop rapide du fœtus, ou si au contraire le raccourcissement de certains diamètres est porté à un degré qui doive compromettre un accouchement à terme, on en déduira les conséquences qu'il convient au point de vue, soit de l'opportunité d'une provocation de l'accouchement avant terme, soit, au contraire, des dispositions à prendre au moment du travail pour prévenir une terminaison trop prompte de l'accouchement:

CHAPITRE VII.

INDICATIONS PRATIQUES.

La première indication à remplir serait assurément de guérir, s'il était possible, la luxation fémorale elle-même, cause première des inconvénients et des dangers que peut subir la femme grosse ou en travail. Mais, malgré les nombreux essais qui ont été tentés dans ce sens par les orthopédistes, il faut bien convenir que c'est là une ressource de faible valeur. Quoique mes convictions ne soient pas entières sur la question de curabilité des luxations congénitales, j'avoue qu'après l'étude que j'ai faite du sujet, je suis peu porté à croire à l'efficacité des traitements, au moins en ce qui concerne la cure radicale. D'ailleurs, la luxation de naissance fût-elle guérissable, il resterait encore à discuter si les luxations spontanées le sont au même degré. Quoique des exemples de cette nature aient été publiés, je conserve à leur égard la même défiance que pour les luxations originelles, et je crois qu'il n'y a pas d'espoir sérieux à fonder sur des traitements qui, au mieux-aller, n'aboutissent guère qu'à des améliorations discutables.

Une seconde indication, peut-être aussi peu réalisable que la précédente, consisterait à s'opposer, la luxation existant, au développement des déformations du bassin. Mais, sur ce point encore, il est trop évident que jusqu'à ce jour nous ne pouvons guère influencer d'une manière favorable le développement d'altérations qui, le plus souvent, s'accomplissent à l'insu du malade et du médecin. Toutefois, ce n'est pas sans raison que je me suis appesanti sur l'intérêt, et même sur l'utilité qu'il y aurait à mieux connaître le développement des viciations pelviennes. Cette connaissance étant acquise, on pourrait sans doute par des précautions spéciales, sinon s'opposer complétement à la production de ces déformations, du moins en diminuer la gravité.

Quoi qu'il en soit, j'ai dit, au début même de ce travail, que le médecin était quelquefois appelé à se prononcer, au sujet de jeunes filles atteintes de luxation fémorale, sur les conséquences probables de cette infirmité dans des accouchements futurs. D'après ce que nous savons du pronostic de cette affection, il ne peut, sans hasarder un conseil compromettant, se dispenser de rechercher avec soin quels sont les antécédents morbides de la jeune fille et les circonstances qui ont pu compliquer les déformations pelviennes résultant de la luxation. Il ya plus, un examen extérieur sera certainement nécessaire, mais suffisant dans la majorité des cas. Cet examen pratiqué avec toute la décence et la circonspection que requièrent de telles circonstances suffira, dis-je, en général pour permettre de porter un jugement, parce que l'histoire des antécédents jointe au résultat des mensurations extérieures démontreront que le bassin n'est vicié ni dans ses dimensions, ni dans sa direction, au point d'apporter ultérieurement un obstacle sérieux à l'accouchement. Mais si les mensurations extérieures et l'examen des antécédents ne sont pas complétement décisifs, s'ils laissent dans l'esprit des doutes fondés, on conçoit que de cette incertitude naîtra la nécessité de recourir à l'emploi d'une exploration interne. Il n'est d'ailleurs pas besoin d'ajouter qu'ici encore, et bien plus que dans le cas précédent, le médecin doit user de la plus grande réserve et de la plus grande décence.

Dans le cours de la grossesse, on devra recommander aux femmes atteintes de luxation fémorale de se modérer dans l'exercice de la marche, surtout si la claudication est très-prononcée, car les secousses répétées que subit la matrice dans une déambulation aussi irrégulière ne sont peut-être pas absolument étrangères aux accidents hémorrhagiques qui compliquent parfois la grossesse de ces femmes. Chez la boiteuse de quarante-trois ans que j'ai observée à l'hôpital des cliniques et qui, à la suite d'une métrorrhagie abondante, accoucha prématurément à 7 mois 1/2 d'un enfant macéré, la claudication était précisément des plus prononcées et des plus rudes. Pareillement, chez cette dame albuminurique dont l'enfant succomba quelques jours avant le travail, à des enroulements compliqués du cordon, j'avais constaté un raccourcissement de plus de sept centimètres dans le membre luxé, et la dame, fort peu prudente de sa nature, n'avait usé d'aucune précaution dans le cours de sa grossesse. L'infirmité qui résulte d'une luxation fémorale simple ou double, commande donc aux femmes enceintes une certaine réserve dans la marche pour éviter les chutes et les secousses répétées de l'utérus. Mais je n'irai pas jusqu'à dire avec Peu : « En général, le meilleu secret pour faire que les boiteuses de toutes les espèces. passent leurs grossesses sans accident et qu'elles accouchent de même, c'est de se tenir en repos, garder le lit soigneusement, user sobrement de toutes choses, ne point faire d'exercice violent ; et pour celles à qui cela ne suffit : le célibat (1). » Ces conseils de Peu sont par trop sévères et l'exagération dont ils sont empreints est souvent démentie par l'observation.

Un autre soin dont on doit se préoccuper dans le cours de la grossesse, consiste à se bien renseigner sur l'état de conformation du bassin. S'il s'agit d'une femme qu'on n'a pas eu encore l'occasion d'examiner, il conviendra de procéder à cet examen, à l'effet de s'assurer s'il existe ou non un rétrécissement notable du bassin. Les renseignements fournis par la patiente sur des accouchements antérieurs ne sont pas suffisants pour dispenser d'une exploration. Dans l'observation de M. Bonnet, de Poitiers, la tête fœtale, au second accouchement, mit treize heures à franchir le diamètre sacro-pubien, rétréci de deux centimètres et demi ; tandis que, dans le premier accouchement, une intervention avait été nécessaire. Le fait que m'a communiqué M. Taurin démontre également l'utilité de la mensuration du bassin même chez des femmes déjà heureusement accouchées.

Si un rétrécissement notable est constaté, l'indication de provoquer prématurément le travail pourra naître de cette circonstance. M. P. Dubois, comme on le voit dans une observation de M. Blot, et M. Depaul dans le fait de l'observation IX ont recouru l'un et l'autre à l'emploi de ce moyen.

(1) Peu. *La pratique des accouchements*, 1694, p. 109.

Pendant l'accouchement, les déformations particulières que nous avons signalées, soit dans le bassin à luxation simple, soit dans le bassin à luxation double, fournissent encore des indications spéciales, sur lesquelles je dois m'arrêter un instant. Lorsqu'il s'agit d'une femme atteinte de luxation uni-latérale, le bassin est plus large du côté affecté que du côté sain, et, par une circonstance heureuse, c'est, dans la grande majorité des cas, le côté gauche qui est atteint de claudication; d'où il résulte que, les positions occipito-iliaques gauches étant aussi les plus communes, il y a une concordance très-avantageuse entre la partie la plus volumineuse de la tête fœtale, d'une part, et, de l'autre, la moitié la plus spacieuse du bassin. C'est peut-être là ce qui explique, en partie, l'innocuité ordinaire de la déformation ilio-fémorale simple. Mais cette concordance n'existe pas toujours, et alors, comme dans un des cas que m'a communiqué M. Blot (*Obs.* VIII), des difficultés plus ou moins graves surgissent dans l'accouchement. En pareil cas, si une extraction artificielle devient nécessaire, on conçoit qu'il y aura intérêt à préférer la version au forceps; car, par la première, il sera permis de ramener, du côté le plus large du bassin, la portion la plus volumineuse de la tête fœtale, c'est-à-dire la région postéro-supérieure du crâne.

Pour le bassin à double luxation, outre les rétrécissements qui l'affectent plus souvent qu'on ne pense, son inclinaison antérieure si exagérée devient parfois une cause de difficulté dans l'accouchement. La vulve se trouve en quelque sorte cachée en arrière chez la femme couchée horizontalement sur le dos; et, ainsi, non-seulement les explorations sont rendues très-difficiles, mais encore, au moment où la tête fœtale arrive au détroit inférieur, le périnée se trouve gravement compromis. Cette situation toute particulière de la vulve en arrière, et la précipitation avec laquelle se termine ordinairement l'expulsion de l'enfant, expliquent comment le périnée est, en pareil cas, très-exposé à des déchirures. L'adduction exagérée des membres ankylosés engendre souvent aussi des difficultés et des dangers de même genre. De là, l'utilité de modifier la situation habituelle de la femme, afin de mettre mieux en vue le périnée qui, dans le décubitus ordinaire, se trouve complétement dissimulé entre les cuisses. Pour cela, le décubitus latéral, adopté dans la pratique anglaise et américaine, me semble devoir être recommandé. La région ano-vulvaire se trouve ainsi mise en vue, et lorsque le fœtus est près de franchir l'orifice de la vulve, le périnée peut être mieux surveillé et protégé par l'accoucheur.

S'il s'agit de terminer artificiellement le travail, on devra pareillement, dans la plupart des cas, modifier les procédés opératoires les plus usuels. Peu, pour mener à bonne fin la version, dans le cas de cette boiteuse qui avait un mari manchot, fit placer la malade sur le ventre, dans l'attitude adoptée autrefois pour l'opération de la fistule à l'anus. M. Bonnet, de Poitiers, dans un cas semblable, fit coucher sa patiente sur le côté, à la manière anglaise. Enfin, M. P. Dubois et M. Lefeuvre, pour effectuer une extraction par le forceps, durent user de divers artifices dont l'emploi était nécessité soit par le resserrement des cuisses, et l'inclinaison énorme du bassin en avant, soit par le fait d'une simple ankylose. Dans ce dernier cas, M. Dubois laissa la femme étendue dans son lit pour appliquer les branches du forceps ; les cuillers ne purent être régulièrement placées sur la tête fœtale ; mais l'enfant n'en fut pas moins extrait bien portant.

Est-il possible de formuler pour ces cas si divers des préceptes qui puissent diriger avec sûreté la manœuvre de l'opérateur? Assurément non. Autant de faits, autant de modifications à introduire dans les procédés habituels. Il est, dans la pratique, de ces mille nuances que le clinicien doit savoir saisir, pour y conformer les détails de son intervention. Mais les prévoir toujours et, surtout, prescrire pour chacune d'elles une variété de moyens à employer, serait absolument impossible et d'ailleurs sans utilité réelle. Il me suffit d'avoir indiqué les principales ressources qu'on peut mettre à profit dans de telles conditions. Je n'insisterai donc pas davantage sur ce point, et, pour terminer, je me bornerai à rappeler un précepte fondamental qui dans la pratique ne doit jamais être oublié : c'est d'éviter toujours et avec un soin scrupuleux l'emploi de toute manœuvre violente.

Plus fait douceur que violence.

APPENDICE

1° Observations cliniques.

Obs. IX. — *Luxation du fémur gauche, datant de la naissance. — Rétrécissement du bassin. — Accouchement prématuré provoqué. — Mort.*

(Extraite de la thèse du Dr Chanoine.)

La nommée L. D...., primipare, âgée de vingt-sept ans, entre dans le service de M. le professeur Depaul, le 6 mars 1866.

Cette femme est atteinte d'une luxation coxo-fémorale, en haut et en arrière du côté gauche, remontant aux premiers jours de la naissance. La malade est petite, trapue; le bassin est fortement incliné, les fessiers sont courbés; le raccourcissement du membre inférieur gauche est de 4 centimètres et demi.

D'après les renseignements donnés, cette fille a été réglée pour la première fois à vingt ans, et depuis cette époque, régulièrement toutes les six semaines.

La dernière apparition des règles a eu lieu le 28 juin 1865; elle se trouve donc, à son entrée à l'hôpital, enceinte d'environ huit mois.

Par le toucher, on constate chez cette femme un diamètre antéro-postérieur de 8 centimètres et demi, déduction faite.

A cause de ce rétrécissement, M. Depaul provoque l'accouchement au moyen du dilatateur utérin de M. Tarnier. Les premières douleurs ont lieu au bout de dix heures, l'accouchement s'est terminé heureusement après dix-neuf heures de travail. L'enfant, du sexe féminin, pesait 2,700 grammes.

La malade, sous l'influence d'une épidémie de fièvre puerpérale, mourut le 21 mars.

Le bassin, préparé et conservé, fait partie de la collection de M. Depaul. (*Voir l'observ. anatom.*, p. 32, Obs. B.)

Obs. X. — *Luxation congénitale double de la hanche, accouchement, forceps, fièvre puerpérale, mort, autopsie.*

(Observation empruntée à la thèse de M. le Dr Lefeuvre.)

Louise B...., âgée de vingt-trois ans, entre le 14 septembre 1862 à l'Hôtel-Dieu, salle Saint-Raphaël, N° 2, dans le service de M. Horteloup.

Cette femme ne put marcher qu'à dix-huit mois, et pendant longtemps sa marche a été incertaine. Elle put bientôt marcher et courir sans fatigue, mais avec un balancement continuel; à mesure qu'elle grandit les effets de sa luxation congénitale devinrent plus apparents, surtout de douze à quatorze ans. La marche devint alors très-fatigante, le balancement des parties supérieures du tronc se prononça, la cambrure s'exagéra et la saillie du ventre devint plus marquée. Dès son jeune âge, la malade avait pris l'habitude de marcher les pieds tournés en dehors parce qu'elle trouvait la marche plus sûre, et parce qu'ainsi elle évitait le choc des deux genoux.

Elle fut réglée à quinze ans. Les règles étaient pâles, la leucorrhée existait entre les époques menstruelles. Elle eut des rapports sexuels à dix-sept ans, mais à cause de la difficulté du mouvement d'abduction, et de l'inclinaison exagérée du bassin en avant, le coït ne put jamais être pratiqué à la manière ordinaire, mais seulement dans le sens opposé. A l'âge de dix-neuf ans, elle devint enceinte pour la première fois; la saillie du ventre gênait alors beaucoup la malade. Elle accoucha le 10 mars 1858 d'un enfant mort, du sexe féminin. L'enfant s'était présenté par le tronc; et l'accoucheur avait dû pratiquer une version. L'extraction de la tête avait été laborieuse après la sortie du tronc. Les suites de couches furent d'ailleurs heureuses; les règles reparurent au bout de deux mois; elles ne vinrent que trois fois et la femme devint grosse une deuxième fois. Cette grossesse fut plus fatigante que la première et se termina le 2 mars 1859 par une fausse couche de huit mois, sans cause connue. Malgré la petitesse du fœtus, le travail dura trente heures, l'accouchement fut naturel et les suites de couches bonnes. Les règles reparurent deux mois après et vinrent régulièrement, quoique peu abondantes, jusqu'à la fin de novembre 1860.

Cette troisième grossesse fut encore plus fatigante que les deux autres. Dans les trois derniers mois, la femme ne pouvait marcher qu'en s'appuyant sur une canne. Le ventre très-tendu descendait au-devant des cuisses jusqu'à la réunion du tiers supérieur avec les deux tiers inférieurs. La malade éprouvait une grande fatigue dans les reins et dans les hanches.

Le travail commença le 13 septembre à cinq heures du soir. La malade entra le 14 à huit heures du matin à l'Hôtel-Dieu.

Le toucher était difficilement praticable; la malade, pâle, anémiée, paraissait épuisée de fatigue. Je l'examinai au lit; elle offrait une petitesse relative des cuisses, ses genoux étaient dans l'adduction, ses pieds dans la rotation en dehors, l'abduction était difficile. D'autre part, le bassin est très-incliné, le pubis presque caché entre les cuisses, et les épines iliaques sont en avant et plus basses que les trochanters, qui sont rapprochés de la crête iliaque et très-saillants.

Par les mouvements communiqués à la cuisse dans la flexion, je sens la tête du fémur de chaque côté, et je puis la faire descendre et remonter le long de l'os iliaque; mais ces mouvements sont un peu douloureux. Pendant la marche, je constate le balancement des parties supérieures et l'ascension du fémur sur l'os iliaque à chaque pas; l'ensellure est énorme et la femme, pour ne pas tomber en avant, est obligée de se renverser très-fortement en arrière, ou de s'appuyer sur une chaise.

En examinant avec soin le bassin, je constate que le pubis est tout à fait horizontal, comme chez les femmes barrées; les épines iliaques sont basses et saillantes, et le bassin est posé de manière à présenter la direction d'une personne assise lorsque la malade est couchée. Comme le périnée regarde tout à fait en bas, le toucher, dans le décubitus dorsal, devient très-difficile. En refoulant le périnée, je parviens à toucher l'angle sacro-vertébral, et je trouve que le diamètre sacro-sous-pubien égale 10 centimètres, ce qui fait à peu près 9 centimètres pour le diamètre sacro-pubien. Au détroit inférieur, le diamètre bis-ischiatique est énorme, je ne peux le mesurer avec le doigt; le diamètre pubio-coccygien est petit, il égale 8 centimètres, mais, par le refoulement du coccyx, il atteint 9 centimètres.

Le col de l'utérus était tout à fait en arrière, dilaté comme une pièce de deux francs ; la tête pouvait être sentie en première position, placée en avant du pubis; la poche des eaux était intacte; le travail, peu avancé, fut abandonné provisoirement à la nature.

Bientôt les douleurs deviennent intenses et se succèdent toutes les cinq minutes. La poche des eaux se rompt à deux heures du soir; les douleurs augmentent d'abord, puis diminuent d'intensité à cinq heures pour devenir nulles à huit. Comme la dilatation du col est complète et que l'engagement de la tête ne se fait pas à cause de la direction de l'axe du détroit supérieur par rapport à l'axe du corps de l'enfant, je me décide à faire l'application du forceps, d'autant plus que les battements du cœur de l'enfant paraissent moins nets.

La femme ayant été placée tout à fait au bord du lit; j'essaie d'introduire les branches du forceps, mais ici je rencontre deux difficultés : 1° l'on ne peut faire exécuter aux cuisses aucun mouvement d'abduction, et la flexion forcée est douloureuse, de sorte que je suis obligé d'opérer de loin; 2° comme la tête est au-dessus du détroit supérieur et tout à fait en avant, l'application des branches sur la tête est très-difficile, et ne devient même possible qu'en se mettant à genoux et en abaissant fortement les manches du forceps; mais je dois ajouter que l'application est rendue plus facile par la grandeur du diamètre bis-ischiatique. Lorsque le forceps est appliqué, je pratique des tractions directement en bas, et je prie un aide d'appuyer sur la région hypogastrique pour faciliter l'engagement de la tête. Après cinq minutes de tractions continues et assez fortes, je parviens à amener à la vulve la tête de l'enfant; puis, engageant mes doigts indicateurs sous les aisselles et tirant assez fortement, je dégage une petite fille à demi asphyxiée, que nous rappelâmes facilement à la vie et qui quitta l'Hôtel-Dieu bien portante.

La mère alla bien les premiers jours, et elle commençait à manger, lorsque le 16 au soir, c'est-à-dire quarante-huit heures après l'accouchement, elle fut prise d'un frisson, prélude de fièvre puerpérale, à laquelle elle succomba le 25 septembre, à deux heures du matin.

Obs. XI. — *Luxation coxo-fémorale droite survenue spontanément à l'âge de quatre ans. — Aplatissement unilatéral du bassin. — Accouchement laborieux. — Application de forceps. — Réduction par cet instrument d'une position occipito-iliaque droite postérieure. — Guérison.*

(Obs. personnelle.)

Bocquet (Antoinette), trente et un ans, primipare, douée d'une constitution faible et d'un très-médiocre embonpoint, nerveuse et lymphatique, mais sans nulle trace de rachitisme, entre à la Clinique le 23 juin 1864.

Cette femme raconte qu'elle n'a marché qu'à l'âge de

douze ou quinze mois. A quatre ans, elle fut atteinte d'une luxation coxo-fémorale survenue spontanément; jusqu'à l'âge de neuf ans elle marcha avec des béquilles. Actuellement, son membre inférieur droit est plus petit dans toutes ses dimensions que son membre gauche, et de plus raccourci par suite de la luxation de la tête fémorale dans la fosse iliaque droite. Il en résulte que la malade boite et marche avec un soulier-appareil muni d'un support en bois haut d'environ 12 centimètres. L'inspection de la hanche permet de voir autour du grand trochanter des cicatrices qui sont les vestiges d'abcès anciens.

La cuisse droite n'est presque pas mobile sur l'os iliaque. Celui-ci seul se déplace dans les mouvements imprimés au fémur, dont la tête est solidement fixée en arrière dans la fosse iliaque externe. Le fémur, et par conséquent la cuisse, se trouvent dirigés très-obliquement de dehors en dedans et de haut en bas, de telle sorte que le genou droit vient presque au contact du quart inférieur de la cuisse gauche. La colonne vertébrale est droite, sauf à sa partie inférieure où il existe une cambrure très-prononcée des lombes. a fesse droite est plus saillante et son pli plus élevé. Du côté du bassin, on rencontre des signes évidents de déviation. L'épine iliaque antéro-supérieure droite est abaissée, mais les deux épines sont à égale distance de la ligne médiane, leur intervalle est de 0,23 centimètres environ. M. Depaul reconnaît cependant 1° un aplatissement de la fosse iliaque droite; 2° un aplatissement de la moitié droite de l'arcade pubienne, ce qui revient à dire qu'il existe un peu de dépression générale en dedans de tout le côté droit du bassin.

Au toucher, l'angle sacro-vertébral ne peut être atteint, je ne trouve aucune partie fœtale engagée, l'excavation est vide et le col tout à fait ramolli, court, non ouvert. Au palper, tumeur globuleuse au-dessus du pubis droit; cette tumeur, dure et mobile, est probablement la tête. A l'auscultation, je trouve les bruits du cœur fœtal à gauche, leur maximum est au point d'élection de la première position.

La femme reste jusqu'au 29 juin sans rien présenter de particulier, elle éprouve dans la nuit du 29 de légères douleurs préliminaires. Ces douleurs, pendant la journée, s'alanguissent bientôt et disparaissent entièrement.

Un mois après ces premières douleurs, le 29 juillet, le travail commence dans la soirée. Les douleurs, très-légères à cinq heures du soir, deviennent assez intenses à dix heures, et pendant tout le reste de la nuit obligent la patiente à rester sur pied.

Le 30 juillet au matin, le travail continue, la dilatation a le diamètre d'une pièce de 5 francs, ses bords sont assez fermes et résistants. Une poche amniotique assez notable se forme pendant les contractions utérines. Le sommet se présente en position occipito-iliaque gauche antérieure, et commence à s'engager au détroit supérieur. L'état général de la femme est bon.

A cinq heures du soir les contractions ont continué un peu languissantes, les membranes ne sont pas rompues, l'orifice utérin, toujours dilaté au même degré, reste aussi un peu épais et rigide. Il se produit alors quelques vomissements bilieux ; l'état général est d'ailleurs bon.

Neuf heures du soir. Le travail marche lentement, et il s'écoule du liquide amniotique teint de méconium. Le pouls fœtal bat 140 pulsations. Les contractions persistent ; la tête est restée à l'entrée du bassin en position occipito-iliaque droite postérieure. Le travail est abandonné à la nature.

Le 31 juillet, la dilatation est complète, la tête un peu descendue, l'enfant vivant. La parturiente est fatiguée à l'excès. M. Depaul applique le forceps pour ramener l'occiput en avant. La branche droite est introduite la première, puis la gauche sans trop de difficulté, malgré la difformité qui gêne l'opérateur. La tête descend promptement. M. Depaul opère alors le mouvement de rotation (occiput en avant) avec assez de facilité. Une deuxième application de forceps n'est pas nécessaire. Après l'extraction de la tête, l'occiput se tourne à droite et le fœtus est extrait. Pendant tout ce temps, l'anesthésie chloroformique avait été entretenue complète. Le travail avait duré trente et une heures.

Le fœtus vivant porte, au front et au visage, l'empreinte du forceps à branches délicates employé pour opérer l'extraction. La tête, un peu molle, paraissait avoir été susceptible de réduction.

L'enfant mourut le 5 août. La mère, un peu épuisée par une perte assez abondante, présenta, du 2 au 9 août, les symptômes d'une rétention d'urine qui céda bientôt, et sortit guérie le 27 du même mois.

OBS. XII. — *Ankylose de l'articulation coxo-fémorale gauche survenue à la suite d'une coxalgie de ce côté. — Allongement et adduction extrême du membre abdominal gauche. — Déformation consécutive du bassin. — Deux accouchements. — Le premier naturel, avant la coxalgie. Le second, très-laborieux, après la coxalgie. — Version, mort de l'enfant seize heures après la naissance. — Guérison de la mère.*

(Obs. communiquée par M. Taurin.)

Mouchon (Louise), âgée de 32 ans, multipare (un premier accouchement naturel), entre à la Clinique, le 24 septembre 1860, dans le service de M. Blot, suppléant M. le professeur Dubois. Cette femme, de constitution lymphatique, ne présente aucune trace de rachitisme. Elle a été réglée régulièrement depuis l'âge de quinze ans; l'époque de ses dernières règles remonte au 15 décembre 1859. Dans les cinq premiers mois de sa grossesse elle a été tourmentée par des nausées et des vomissements; depuis, elle est restée maladive et a souffert considérablement du ventre et des reins. D'une stature au-dessus de la moyenne, la malade a les membres longs, forts et droits: mais le membre inférieur gauche est plus long que le droit, il est porté dans l'adduction forcée, et immobile dans son articulation coxo-fémorale. Cette difformité date de trois ans, époque à laquelle l'articulation de la hanche fut atteinte d'une coxalgie suppurée qui se termina par l'ankylose de cette jointure. Consécutivement à cette coxalgie il se produisit aussi, comme nous allons le voir, une déformation du petit bassin.

Il y a huit ans, c'est-à-dire cinq ans avant sa maladie articulaire, cette femme était devenue grosse. Elle accoucha spontanément, à terme, d'une petite fille, forte et vigoureuse, qui existe encore. Les suites de couches furent très-bonnes, et la menstruation se rétablit régulièrement. Depuis, la coxalgie s'étant spontanément produite, la malade fut traitée huit ou dix mois à la Charité pour cette affection, et redevint enceinte en 1860.

Accouchement. — Les premières douleurs ont commencé le 23 septembre 1860 à quatre heures du matin. D'abord légères et éloignées, elles continuèrent ainsi toute la journée et toute la nuit suivantes. La patiente fut apportée à la Clinique le 24 au matin ; à cette date les contractions utérines étaient fortes et revenaient toutes les cinq à huit minutes. Le ventre présentait le volume ordinaire de celui d'une femme à terme, et les bruits du cœur fœtal s'entendaient au niveau de l'ombilic. Par le toucher vaginal on trouvait un vide complet dans l'excavation pelvienne; en remontant plus haut, on pouvait atteindre le col utérin très-élevé et presque entièrement dilaté, souple; les membranes intactes contenaient une grande quantité d'eau.

En déprimant cette poche avec le doigt, dans l'intervalle des douleurs, on ne rencontre d'abord aucune partie fœtale, mais en remontant encore un peu, l'extrémité du doigt explorateur peut atteindre une partie fœtale volumineuse, dure; c'est la tête retenue au-dessus de la symphyse pubienne. Dans la poche amniotique, on sent un petit membre terminé par des doigts qui viennent comme chatouiller celui de l'accoucheur.

De plus, on trouve le cordon ombilical procident. On était très-gêné pour faire ce simple examen par l'adduction extrêmement prononcée du membre gauche; M. Blot, qui remplaçait M. P. Dubois, jugea à propos d'intervenir, pensant qu'il se trouvait en face d'un cas difficile; la cuisse ankylosée couvrait en partie la vulve, qui semblait comme creusée dans la face interne du membre; toute exploration et, *à fortiori*, toute intervention devenaient très-difficiles dans ces conditions.

Le 24 septembre, à dix heures du matin, la femme est placée en travers sur le bord du lit, et l'on entreprend de faire la version; la malade est chloroformée. Tout à coup les membranes se rompent. M. Blot introduit la main sans difficulté jusque dans le col utérin et jusque dans le fond de la cavité utérine. Le pied gauche placé en avant du pied droit est saisi, et à l'aide de ce membre l'évolution fœtale est effectuée. Le membre est amené à la vulve, puis au dehors, et, comme il y avait un peu de résistance, la main gauche est introduite pour saisir le pied droit, dont le dégagement offre un peu de difficulté. Ce dégagement prolongea de beaucoup l'opération, mais immédiatement après le pied droit, le tronc put franchir la vulve. M. Blot se proposait de ramener le dos de l'enfant à droite de la mère, afin de mettre l'occiput en rapport avec la partie la plus large du bassin qui se trouvait à droite. Ce mouvement fut exécuté ; mais aussitôt une contraction utérine très-forte survint et fit exécuter à l'enfant une rotation complète en sens inverse qui ramena l'occiput à gauche. M. Blot chercha alors à faire retourner l'occiput à droite, et il y parvint, après beaucoup de peine et de temps. Pendant cette manœuvre le cordon était fortement comprimé. Comme le dégagement des épaules fut aussi laborieux, on n'espéra plus avoir l'enfant vivant et l'on coupa le cordon, très-tiraillé et comprimé. Il ne s'écoula pas de sang des bouts sectionnés. L'épaule gauche, qui était postérieure, étant dégagée, de fortes tractions, pratiquées sur le tronc, permirent d'extraire enfin la tête, et l'enfant donna seulement quelques signes de vie. C'était une fille. Ranimée avec beaucoup de peine cette enfant mourut seize heures après.

La mère perdait beaucoup, le placenta offrait une adhérence insolite. La main fut réintroduite de nouveau, la perte s'arrêta complétement alors, mais après l'extraction du délivre, elle reprit et ne céda qu'à l'administration de 1 gr. 50 de seigle ergoté.

La malade était très-affaiblie. Le 28 septembre le pouls devint fréquent (104 puls.) et vibrant, les mamelles étaient gonflées, le ventre gros, sensible; la douleur était localisée vers l'angle droit de l'utérus, dans la fosse iliaque droite; les lochies étaient fétides et la constipation opiniâtre.

Traitement. — Lavement. — Application d'un cataplasme laudanisé sur le ventre. — Bouillons, 2 potages.

Le 29, même état, pouls 112.

Le 30, amélioration, pouls 96.

Le 7 octobre, la guérison était complète, et le 8, la malade sortait de l'hôpital.

OBS. XIII. — *Claudication considérable depuis l'âge de 15 mois. — Un seul membre peut s'appuyer sur le sol. — Pas de déformation appréciable du bassin. — Hémorrhagie utérine survenue au septième mois de la grossesse sans insertion vicieuse du placenta.*

(Obs. communiquée par M. Blot).

Vanostro, 31 ans, multipare (7 grossesses à terme), est depuis l'âge de 15 mois privée de l'usage de son membre abdominal droit resté atrophié à la suite de convulsions infantiles. Cette femme, de taille moyenne, d'une bonne santé habituelle, après avoir rampé jusqu'à cinq ans en s'appuyant directement sur son bassin, se sert depuis cet âge d'une béquille qu'elle ne quitte plus. Elle marche exclusivement avec l'aide de son bâton et du membre pelvien gauche. Le membre droit ne touche jamais le sol; atrophié, tourné dans l'adduction, il ne toucherait le sol, si on le soumettait à une extension forcée, que par la face dorsale du pied considérablement dévié en dedans.

Malgré cette infirmité, cette femme est accouchée 7 fois spontanément d'enfants de volume ordinaire. L'examen direct ne peut faire découvrir aucune modification du côté du bassin correspondant au membre atrophié pas plus que du côté sain.

Grosse de 7 mois, la malade est entrée à l'hôpital pour y être surveillée à cause d'une perte qu'elle a éprouvée pendant son sommeil. Le 28 octobre 1855, elle est examinée par M. H. Blot qui trouve au col toute sa longueur. Largement ouvert, même à son orifice interne qui présentait environ 3 centimètres de diamètre, l'orifice utérin laissait pénétrer le doigt qui trouvait les membranes lisses et non rugueuses. M. Blot sentit dans les deux tiers gauches de l'orifice et dans le tiers droit un corps mollasse et lisse qui lui parut un caillot et qu'il respecta. Le doigt sortit du vagin couvert d'un sang noir. L'hémorrhagie venue à la suite de quelques douleurs analogues à celles de l'enfantement s'était continuée par intervalles, mais en restant peu abondante. Elle n'avait pas amené d'affaiblissement trop grand. L'enfant était vivant. Le repos au lit fut ordonné, et gardé jusqu'au 30. Le 30, il existe encore un peu d'écoulement sanguin. Le 3 novembre, une nouvelle petite perte s'effectue. Le 5, tout écoulement sanguin est arrêté, dans la soirée des douleurs sont survenues, le col est presque complétement effacé, il ne lui reste que de l'épaisseur. Il est mou et très-souple. L'accouchement se fait dans la nuit et se termine par l'expulsion d'un garçon très-vivace, né par le sommet en position occipito-iliaque droite postérieure. Le délivre examiné ne montra pas de preuves d'insertion au voisinage du col. La déchirure des membranes existait dans l'œuf sur un point diamétralement opposé à celui occupé par le placenta. On ne trouva pas non plus sur la face utérine du placenta de caillot adhérent, indice d'un décollement prématuré de cet organe. Il existait entre le siége de la rupture et les bords du placenta une distance de 20 centimètres. Aucun doute ne pouvait donc subsister.

M. Dubois attribua l'hémorrhagie à une de ces congestions surtout communes au début de la grossesse et comparables à des épistaxis. Du reste, les suites de couches furent naturelles et la malade sortit guérie le 14 novembre 1855.

OBS. XIV. — *Claudication considérable depuis l'âge de dix ans. Bassin normal. Trois accouchements spontanés à terme.*

(Obs. communiquée par M. Blot).

Simon (Victoire), vingt-neuf ans, multipare (deux accouchements à terme), menstruée régulièrement depuis dix-sept ans et grosse de neuf mois, entre à la Clinique le 17 février 1856 à quatre heures du soir.

Cette femme est affectée d'une claudication considérable depuis l'âge de dix ans. Elle porte à la partie supérieure de la cuisse droite et autour de la hanche plusieurs traces d'abcès anciens reconnaissables à leur cicatrice déprimée en creux. Elle raconte que par les orifices fistuleux dont ces cicatrices sont les vestiges il sortit autrefois une grande quantité de pus et de débris osseux. Le membre est raccourci de 6 centimètres et légèrement atrophié.

Malgré cette difformité datant de l'enfance, cette femme a le bassin bien conformé. Par l'exploration vaginale il est impossible d'atteindre l'angle sacro-vertébral, et le contour du détroit supérieur paraît avoir sa régularité complète. Il en est de même de l'excavation et du détroit inférieur.

Les premières douleurs apparurent le 17 février à quatre heures du soir. Le 18, à une heure un quart du matin, les eaux s'écoulèrent, la dilatation fut complète à la même heure, et à deux heures l'accouchement se termina par l'expulsion d'une fille bien constituée, née par le sommet en position occipito-iliaque gauche antérieure.

Le travail avait duré dix heures. La délivrance fut naturelle; il en fut de même des suites de couches. Les accouchements antérieurs n'avaient d'ailleurs rien offert de particulier. La malade sortit en bon état le 27 février 1856.

Obs. XV. — *Claudication datant de l'enfance. — Bassin bien conformé. Trois accouchements naturels à terme.*

(Obs. communiquée par M. Blot).

Vialla, âgée de 30 ans, multipare (deux accouchements à terme), grosse de neuf mois, entre le 7 mars 1855 à minuit.

Cette femme, affectée de claudication depuis l'âge de dix ans, à la suite de convulsions infantiles, présente un amaigrissement considérable du membre droit, qui est rétracté avec déviation du pied, sans plaie ni autre déformation ; on ne trouve en outre aucun vice appréciable de conformation du bassin.

Les premières douleurs apparurent le 7 mars à quatre heures du soir, les eaux s'écoulèrent le 8 à deux heures du matin. La dilatation était alors complète, et vingt minutes plus tard l'accouchement se terminait. L'enfant, du sexe féminin, se présenta par le sommet en position occipito-iliaque gauche antérieure. La délivrance fut naturelle et les suites de couches également normales. La femme passa aux nourrices quelques jours après son rétablissement. Pas plus que dans le cas présent, il n'y eut de difficulté dans les deux accouchements antérieurs. Les enfants présentaient un volume ordinaire.

Obs. XVI. —*Claudication congénitale sans déformation appréciable du bassin. — Luxation du fémur droit. — Tranchées violentes avec nausées.*

(Obs. communiquée par M. Blot).

Halgrain, âgée de 24 ans, multipare (quatre grossesses conduites à terme), d'une constitution généralement bonne, mais affectée de luxation congénitale de l'articulation coxo-fémorale droite, sans déformation appréciable du bassin, régulièrement réglée depuis l'âge de onze ans, entre dans le service le 16 septembre 1856 à minuit. Les douleurs avaient commencé le soir même à quatre heures. La dilatation complète était effectuée le 17 à quatre heures du matin, et à cinq heures l'enfant naissait vivant par le sommet en position occipito-iliaque gauche antérieure. La délivrance fut naturelle. Le 17 septembre, la femme, allant bien du reste, fut prise de tranchées violentes accompagnées de nausées. — Traitement, un quart de lavement laudanisé, cataplasmes. Le soir les tranchées étaient moins vives, mais plus rapprochées. Le lavement n'a amené qu'une demi-heure de calme. Les nausées ont disparu. La nuit est bonne, la malade se trouve soulagée par la compression de l'hypogastre. Le 18, les nausées avaient disparu, il ne restait que quelques tranchées. Il n'y avait pas de fièvre le 19 ; et le 20, la malade réclamait son *exeat*.

Obs. XVII. — *Claudication depuis l'âge de sept ans. — Pas de déformation très-notable du bassin. — Accouchement prématuré, spontané. — Couches naturelles.*

(Obs. communiquée par M. Blot).

Lemaire (Louise), trente-cinq ans, entrée à la Clinique d'accouchements le 6 février 1855, présente les particularités suivantes :

Cette femme, à l'âge de sept ans, fit une chute du haut d'une charrette sur le sol; elle éprouva de la douleur, mais continua à marcher. Trois semaines après l'accident il se produisit un gonflement inflammatoire à la partie supérieure de la cuisse, puis un abcès que le médecin ouvrit au niveau de la région antéro-interne du membre. Il s'écoula plus de deux assiettées de pus au dire de la malade, et l'orifice resté fistuleux s'entoura d'orifices secondaires; d'autres se firent en arrière à la partie supérieure de la cuisse et dans la région fessière. Ces différents points fistuleux donnèrent issue à du pus et à des portions d'os nécrosé; ce ne fut qu'au bout de dix-huit mois que la malade put se lever.

Depuis cette époque, les plaies se sont cicatrisées, mais

la malade a toujours marché avec deux béquilles en ne s'appuyant que sur le membre inférieur gauche. Réglée à vingt et un ans, mais irrégulièrement et quatre jours par mois, à l'ordinaire, elle devint grosse à trente-trois ans, pour la première fois, et accoucha à l'hôpital Necker où, selon son dire, M. Dubois fut obligé de pratiquer successivemen la version pour extraire le tronc qui se présentait, et ensuite la décollation et la céphalotripsie. Ces détails, il faut le dire, sont entièrement sortis de la mémoire de M. P. Dubois.

Cette femme redevint enceinte et, d'après le conseil de M. Dubois, entra à la Clinique grosse de six mois et demi à sept mois environ (la dernière époque menstruelle remontait au 8 juillet 1854) ; elle n'avait pas alors de douleurs. M. Blot pratiqua le toucher et trouva le col, avec toute sa longueur, ouvert dans sa moitié inférieure. On ne distinguait pas de partie fœtale à travers le segment inférieur de l'utérus, le bassin ne parut pas déformé dans ses parties latérales, on n'atteignait qu'avec peine la face antérieure du sacrum, et le doigt ne pouvait toucher l'angle sacro-vertébral. A la palpation abdominale, on trouvait le fond de l'utérus remonté à un ou deux travers de doigt au-dessus de l'ombilic.

Le membre inférieur droit était de 10 centimètres plus court que le gauche, la malade marchait avec une seule béquille.

Du 7 février au 11, rien de particulier.

Le 11 février, quelques douleurs se produisent dans la nuit, un peu de liquide dépourvu d'odeur urineuse, probablement amniotique, s'écoule à ce moment. Le matin les douleurs sont à peu près suspendues. Par le toucher vaginal on ne reconnaît aucune partie fœtale, le col a encore toute sa longueur, il est ouvert, le doigt pénètre facilement dans sa cavité. Mais on ne peut atteindre l'orifice interne à cause de son élévation. Le 12 février, toute douleur a cessé depuis la veille; le 13, M. Dubois conseille à sa malade de sortir pour revenir dans six semaines.

Cette femme, en effet, revint accoucher à la Clinique le 25 février 1855. (L'observation de M. Blot se borne à cette seule mention.)

2° Observations anatomiques.

Il y a quelques jours, une circonstance heureuse m'a permis d'étudier, avec tout le soin désirable, les lésions qui caractérisent la luxation ancienne du fémur, ainsi que les déformations pelviennes qui en sont la conséquence. Le corps d'une vieille femme, morte à l'hôpital de la Pitié, avait été transporté dans les pavillons de l'école pratique pour y servir aux exercices de chirurgie opératoire. Comme on s'aperçut que la région du bassin offrait une difformité très-accentuée, le cadavre fut remis en la possession de M. Depaul; et, grâce à l'obligeance de mon savant maître qui voulut bien m'en abandonner la dissection, j'ai pu recueillir, sur ce fait, des détails importants pour le sujet qui m'occupe.

Obs. L. — *Luxation traumatique très-ancienne du fémur gauche. — Déformation légère du pelvis : diminution des diamètres antéro-postérieurs avec agrandissement des diamètres transverses du petit bassin.* (*Voir* Fig. 10, p. 75.)

Le cadavre est celui d'une femme de soixante-cinq ans, douée d'une forte constitution et ayant conservé, jusqu'à la mort, un certain degré d'embonpoint. Sa longueur mesure 1 mètre 52 centimètres. Le squelette est partout bien conformé, à l'exception de la région du bassin.

Celle-ci, en effet, présente du côté gauche une saillie considérable qui correspond au grand trochanter et à la fosse iliaque externe. Cette saillie, à base très-large, est constituée au centre par l'extrémité du fémur luxé, et, à la périphérie, par les tissus mous refoulés. Le membre correspondant offre un raccourcissement de 73 millimètres, et la cuisse seule est le siége de cette diminution de longueur. Aussi, le tassement des parties molles vers la racine du membre, joint à une atrophie marquée des parties sous-jacentes, donne-t-il à la région crurale supérieure la forme d'un cône très-rapidement décroissant de haut en bas. La circonférence de la cuisse, à sa partie moyenne, mesure 3 centimètres 1/2, et celle de la jambe, 1 centimètre en moins que les mêmes régions du côté droit.

Le fémur luxé est dans l'adduction, et la plupart de ses mouvements sont nuls ou rudimentaires. Ainsi ceux d'abduction et de rotation en dehors sont impossibles, et celui de rotation en dedans extrêmement limité. La flexion seule, quoique très-incomplète, peut être cependant portée jusqu'à la formation d'un angle droit entre le fémur et l'axe du tronc. A gauche, le pli fessier est bifurqué et surélevé de 3 centimètres; la grande lèvre correspondante est, de même, sensiblement remontée. Il n'existe, d'ailleurs, aucune cicatrice, ni trace de lésion ancienne des téguments au niveau de la saillie coxo-fémorale.

Les particularités que présente, à l'examen extérieur, le bassin osseux seront indiquées plus loin, afin de ne pas les séparer des autres traits de sa description.

Voici maintenant ce que la dissection, couche par couche, de la saillie anormale, me permit de rencontrer :

1° L'existence d'une vaste bourse séreuse sus-trochantérienne, dont la cavité faiblement cloisonnée ne renfermait aucun liquide; 2° une atrophie avec état graisseux prononcé des divers muscles de la région, atrophie surtout considérable dans le muscle petit fessier qui est réduit à une simple couche membraneuse; 3° une déviation dans la direction des muscles pelvi-trochantériens, en rapport avec le déplacement du fémur en dehors et en haut, ou dans la fosse iliaque; 4° une friabilité toute particulière de ces différents muscles, friabilité due à l'infiltration graisseuse et qui contraste avec la résistance et la fermeté des mêmes organes du côté sain; 5° une tumeur osseuse du volume d'une grosse orange, située sur la partie *antéro-inférieure* de la fosse iliaque externe, en dehors de l'épine iliaque correspondante, tumeur composée de deux parties : l'une formée par l'extrémité du fémur luxé, l'autre par une cavité articulaire nouvelle, sorte de cotyle à bord très-proéminent sur la surface de l'os. L'extrémité fémorale se compose, d'ailleurs, elle-même : *a.* de la tête articulaire aplatie, rapetissée et érodée en divers points partiellement recouverte d'un très-mince cartilage, dépourvue de ligament rond, et étroitement enveloppée par la cupule osseuse de nouvelle formation ; *b*. d'un grand trochanter volumineux ; et enfin, *c*. d'un col fémoral, au contraire, atrophié et réduit à un simple disque dont la circonférence est anfractueuse.

On constate en outre : 6° l'existence d'une capsule articulaire très-courte, très-épaisse et de structure fibro-cartilagineuse ; 7° l'absence complète de liquide dans l'intérieur de l'articulation ; 8° dans le lieu habituel de la cavité articulaire normale, il existe une dépression étroite, irrégulière, assez profonde et remplie de graisse ; 9° enfin, le muscle iliaque présente une infiltration graisseuse et une friabilité tout à fait comparable à celles que j'ai signalées dans les muscles pelvi-trochantériens.

Quant au bassin osseux, il offre les caractères suivants :

La crête iliaque du côté luxé se dessine à peine au milieu des parties molles qui l'entourent, tandis que la droite forme en dehors un relief très-apparent. La première est plus élevée que la seconde de 3 centimètres à 3 centimètres 1/2 ; d'où une inclinaison très-marquée du grand bassin vers le côté sain. L'épine iliaque antéro-supérieure gauche est en outre située sur un plan notablement antérieur à celui de son homonyme du côté droit.

Le bassin, dans son ensemble, a conservé une structure assez forte ; les os sont épais, compactes et solides. L'aile iliaque gauche, cependant, est un peu plus amincie et plus longue que la droite, comme si des tractions l'avaient étirée vers sa partie supérieure. L'éminence ilio-pectinée, de même que l'épine pubienne, sont aussi moins développées à gauche qu'à droite. Un tubercule osseux existe derrière la symphyse pubienne qui est rejetée d'un centimètre à gauche du plan médin. La crête pectinéale est, des deux côtés, longue et tranchante. Enfin, la colonne lombaire n'offre qu'une très-légère convexité en avant, et le détroit supérieur du petit bassin présente à un très-faible degré une forme ovalaire, par suite du redressement de la courbure iliaque droite au niveau du fond de la cavité cotyloïde.

Les dimensions de ce bassin sont les suivantes :

GRAND BASSIN.

Diamètre transverse, mesuré du milieu d'une crête iliaque à l'autre.	250 mill.
Diamètre transverse d'une épine iliaque antéro-supérieure à l'autre	210 »
Diamètre transverse d'une épine iliaque antéro inférieure à l'autre	190 »

Hauteur de l'aile iliaque, mesurée du milieu de la crête à la ligne innominée (des deux côtés)	95 »
De la gouttière du tendon du psoas à la symphyse pubienne (des deux côtés)	95 »
De la gouttière du tendon du psoas à l'épine iliaque antéro-supérieure (des deux côtés	70 »

PETIT BASSIN.

Détroit supérieur.	mill.	*Détroit inférieur.*	mill.
Diamètre antéro-postér. . . .	103	Diamètre antéro postér. . . .	79
— transverse	140	— transverse	95
— oblique gauche . . .	140	— oblique gauche . . .	97
— oblique droit	130	— oblique droit	97
Distance sacro-pectin. gauche	100	Longueur des branches ischio pelviennes . . . . aa	85
Dist. sacro-pectin. droite . .	93	Hauteur de l'arcade pubien.	44
		Sa largeur à la base	84
		Ouverture de l'angle sous-pubien	70 deg.

EXCAVATION PELVIENNE.

Diamètre antéro-postérieur	120	mill.
— transverse	127	»
— oblique gauche	127	»
— oblique droit	122	»
Hauteur du sacrum	110	»
Profondeur de sa cavité	30	»
Hauteur latérale du petit bassin	95	»
— de la symphyse pubienne	50	»
Hauteur totale du bassin, mesurée du milieu de la crête iliaque au bord inférieur de la tubérosité ischiatique.	190	»

Ce bassin a donc un peu la forme en entonnoir.

La conformation, la structure et les dimensions de ce bassin démontrent qu'il s'agit d'une luxation traumatique de date certainement très-ancienne, mais cependant consécutive à la *période de développement du pelvis*.

(*Ce bassin est représenté* Fig. 10, p. 75.)

OBS. K. — *Bassin avec luxation coxo-fémorale gauche. — Femme d'environ 26 ans, dont le cadavre fut apporté à l'amphithéâtre des hôpitaux* (Clamart). *Morte de périt. puerp.*

(Observation recueillie à ma prière, par M. Chantreuil.)

La luxation est située à gauche; la tête a dû être chassée primitivement en haut et en dehors dans la fosse iliaque externe. Aujourd'hui elle est tellement atrophiée qu'*on n'en trouve plus de traces;* le col lui-même est très-court et le grand trochanter est comme aplati sur lui. L'extrémité tronquée du fémur répond à un point situé en arrière et en haut de la cavité ancienne; elle se trouve sur le prolongement de la branche horizontale du pubis, mais à 3 centimètres de l'épine iliaque antéro-inférieure. On ne voit aucune trace de dépression osseuse pour l'articulation nouvelle, si ce n'est une simple bande lisse horizontale qui accuse le frottement du fémur, je veux dire le moignon du col. Du reste pas de bourrelet osseux sur la limite de la nouvelle surface articulaire située sur la face externe de l'os iliaque. Quant au fémur, en quelque sorte flottant entre les muscles et l'os, il était retenu dans ses mouvements par l'ancienne capsule et par le ligament de Bertin. — La cavité cotyloïde, presque comblée, est réduite à une légère excavation, dans laquelle peut seulement pénétrer l'extrémité du doigt.

Les os de ce bassin sont minces, les fosses iliaques profondes et transparentes à leur centre. A gauche, c'est-à-dire du côté de la luxation, la gracilité des os est plus marquée qu'à droite et se constate particulièrement sur les parties qui forment le trou ovale (branche horizontale et descendante du pubis, ascendante de l'ischion). La portion gauche de la symphyse est très-peu développée; quant à l'épine du pubis, c'est à peine si elle existe de ce côté. — Il est facile de voir que la moitié postérieure du bassin est obliquement tournée du côté gauche, de telle sorte que le plan médian de la base du sacrum coupe le pubis gauche à un centimètre de la symphyse, et que l'aileron *droit* du sacrum se trouve sur un plan plus antérieur que l'aileron *gauche*. — Les deux ailes iliaques ne sont pas non plus au même niveau, et la gauche se trouve rejetée en arrière par rapport à la droite. Aussi le plan transversal de la face antérieure de la dernière vertèbre lombaire est-il éloigné de 6 centimètres de l'épine iliaque antéro-supérieure gauche, tandis qu'il coupe la crête iliaque droite à 3 centimètres seulement de l'épine supérieure correspondante.

Quand on examine ce bassin dans son ensemble, il y a deux

choses qui frappent immédiatement : 1° la grande étendue de ses diamètres transverses ; 2° son asymétrie

La fosse iliaque du côté de la luxation paraît moins étendue d'avant en arrière que celle du côté droit, ce qui tient à ce que son bord antérieur tombe presque perpendiculairement sur le bord supérieur du pubis. L'angle de ces deux lignes est égal à 100 degrés environ à gauche ; à droite, au contraire, nous l'avons évalué à 135 degrés environ. — A gauche l'éminence ilio-pectinée est peu saillante, tandis qu'elle est très-forte à droite. L'échancrure qui est sous l'épine iliaque inférieure est très-prononcée à gauche, tandis qu'elle est à peine sensible à droite.

La concavité antérieure du sacrum, *très-prononcée*, est rendue encore plus sensible par l'existence d'un coccyx long et recourbé en avant.

Le grand trou sciatique gauche est régulièrement circulaire, celui du côté droit est ovale.

Les dimensions de ce bassin sont les suivantes :

GRAND BASSIN.

Diam. transverse, du milieu d'une crête iliaque à l'autre.	260 mill.
— d'une épine iliaque antéro-supérieure à l'autre.	260 »
Diamètre transverse d'une épine iliaque antéro-inférieure à l'autre	210 »
Diamètre transverse d'une épine iliaque postéro-supérieure à l'autre	100 »
Hauteur de l'aile iliaque, du milieu de la crête à la ligne innominée	90 »

PETIT BASSIN.

Détroit supérieur.	mill.
Diam. antéro-postérieur . .	95
— transverse.	144
— oblique gauche . . .	140
— oblique droit	138
— sacro-sous-pubien. .	113
Distance sacro-pect. gauche.	100
— sacro-pect. droite. .	83
Demi-circonfér. à gauche. .	220
— à droite. .	200

Détroit inférieur.	mill.
Diam. antéro-postérieur. .	778
— transverse	112
— oblique gauche. . .	97
— oblique droit. . . .	105
Hauteur de l'arcade pubien.	53
Sa largeur à la base. . . .	100
Ouverture de l'angle sous-pubien	72 deg.

EXCAVATION PELVIENNE.

Hauteur du sacrum (corde) . . . . 100 mill.
Hauteur latérale du petit bassin . . . . 105 »
Hauteur totale du bassin, mesurée du milieu de la crête iliaque au bord inférieur de la tubérosité ischiatique . 195 »

Obs. L. — *Bassin avec luxation coxo-fémorale gauche.*

(Musée Dupuytren, n° 753 *c.*)

Le fémur gauche est luxé en haut et en dehors. La cavité cotyloïde est oblitérée. La tête fémorale est volumineuse et toute difforme; elle se trouve en rapport avec une cavité de nouvelle formation représentée par une cupule osseuse à bord supérieur très-proéminent. Elle est à 1 centim. 1/2 au-dessus de l'ancienne cavité, et à 2 centimètres en arrière de l'épine iliaque antéro-inférieure.

Le bassin présente une inclinaison marquée, du côté luxé.

La branche horizontale du pubis est notablement déprimée.

Le bord vertical antérieur de l'aile iliaque est beaucoup plus mince que le droit.

Les épines iliaques antérieures sont elles-mêmes, très-amincis. La distance de la symphyse pubienne à la gouttière du tendon du psoas est plus longue de 3 mill. à gauche qu'à droite, et, par contre, le bord vertical est de 3 mill. plus court que le droit.

Ce qui frappe surtout dans ce bassin, c'est que la courbe iliaque droite est *fortement redressée;* le quart postérieur ou sacro-coxal du détroit supérieur, droit, est plus concave, de même que le *quart antérieur gauche*, d'où la différence considérable dans la longueur des deux diamètres obliques.

Ce qu'il y a encore de particulier dans ce bassin c'est l'obliquité de droite à gauche et de haut en bas du *corps entier* des deux pubis.

Mais l'aile iliaque n'est pas redressée, la fosse interne est aussi profonde que du côté droit et que sur un bassin normal.

On ne constte pas d'arête prononcée des pubis, excepté une crête au travers de la gouttière du muscle psoas iliaque gauche, formant une arête tranchante à l'angle même de jonction du bord vertical antérieur avec le bord horizontal correspondant de la marge du bassin.

La crête iliaque gauche est moins contournée en S que la droite.

Au niveau de la symphyse sacro-iliaque *droite*, on voit une crête osseuse saillante formée par le rebroussement des parties contigües du sacrum et de l'os iliaque. C'est une sorte de relief linéaire qui ressemble à celui qu'il est commun de rencontrer à la face postérieure de la symphyse pubienne et qui indique une pression réciproque très-forte des os en ce point.

La face postérieure de la symphyse pubienne n'offre au contraire, nul relief de ce genre.

Le bassin présente, d'ailleurs, une inclinaison considérable en avant.

Obs. M. — *Os iliaque gauche isolé avec luxation du fémur.*

(Collection de la Maternité.)

Cet os porte une cavité de nouvelle formation, aussi profonde qu'une cavité cotyloïde normale et située au-dessus et en arrière de l'ancienne, en arrière aussi de l'épine iliaque antéro-inférieure dont elle n'est éloignée que d'un centimètre. Cette cavité osseuse dont la profondeur est remarquable est formée par une coque de nouvelle formation constituant une véritable cupule dont la paroi est surtout très-developpée en haut et en arrière, où elle forme un relief considérable de 5 centimètres sur la surface externe de l'os iliaque.

L'ancienne cavité cotyloïde est rétrécie, déformée, de forme triangulaire, mais encore très-profonde.

L'os dans sa totalité est peu développé, quoique toutes ses épiphyses soient soudées et annoncent un bassin d'adulte. Il est en outre de couleur jaunâtre. Tout le pubis, la branche ischio-pubienne et le bord antérieur vertical de la crête iliaque sont minces, aplatis, comme atrophiés. Les deux épines iliaques antérieures sont très-amincies; l'inférieure est même aussi mince que le bord.

Le trou ovale est allongé, presque elliptique.

Longueur du bord horizontal de la symphyse pubienne à la gouttière du tendon du psoas.	102 millim.
Hauteur du bord vertical antérieur de l'aile iliaque.	62

Obs. N. — *Bassin avec luxation congénitale du fémur gauche.*

(Musée Dupuytren, n° 744.)

Le fémur gauche est luxé directement en haut; la tête fémorale n'existe pas. On constate, de plus, une atrophie sensible de ce même fémur, avec exagération de sa courbe normale.

La courbure de l'os iliaque droit est redressée d'une façon très-notable.

La branche horizontale du pubis est déprimée sensiblement, et la branche ischio-pubienne redressée.

La symphyse est oblique de haut en bas et de droite à gauche, en même temps qu'elle est reportée du côté malade.

La crête pectinéale est très-accusée du côté sain, elle l'est moins à gauche.

L'aile iliaque gauche est moins développée que la droite, mais la fosse interne est très-excavée, bien qu'un peu moins à gauche qu'à droite.

L'arête rétro-symphysienne du pubis est très-visible. On ne voit point d'arête au-devant des symphyses iliaques.

La demi-circonférence gauche du détroit supérieur mesure 193 millimètres. La demi-circonférence droite 188 millimètres.

Obs. O. — *Bassin avec luxation congénitale des deux fémurs.*

(M. Lefeuvre. *Voir* l'Obs. clinique X.)

Ce bassin a les ailes iliaques un peu déviées en dedans. Très-grêle dans toute l'étendue des os coxaux, il offre surtout une minceur extraordinaire des parties composantes de l'arc antérieur. L'ouverture des branches ischio-pubiennes forme un angle de 115 degrés. Le sacrum est rectiligne, et le coccyx articulé à angle aigu avec lui. Le diamètre sacro-pubien du détroit supérieur est raccourci, le diamètre transverse un peu augmenté. Le détroit inférieur est très-agrandi; ses diamètres transverses sont, en effet, très-étendus, et son diamètre antéro-postérieur n'est diminué que par la projection du coccyx en avant. Voici d'ailleurs le résultat des mensurations.

GRAND BASSIN.

Du milieu d'une crête iliaque à l'autre	245	mill.
D'une épine iliaque antéro-supérieure à l'autre . . .	225	»
— antéro-inférieure à l'autre. . . .	175	»
Du milieu de la crête iliaque à la ligne innominée . .	90	»

PETIT BASSIN.

Detroit supérieur.			*Détroit inférieur.*		
Diam. antéro-postér.	100	mill.	Diam. antéro-postér.	80	mill.
— transverse. . .	100	»	— transverse. . .	150	»
— obliques. . . .	130	»	— obliques. . . .	120	»
			Base de l'arcade pub.	125	»
			Hauteur de l'arcade pubienne.	40	»

EXCAVATION.

Diamètre antéro-postérieur.	110	mill.
Hauteur du sacrum	100	»
Profondeur de sa cavité.	0	»
Hauteur du pubis.	30	»
Épaisseur du pubis	10	»
Longueur du coccyx	35	»

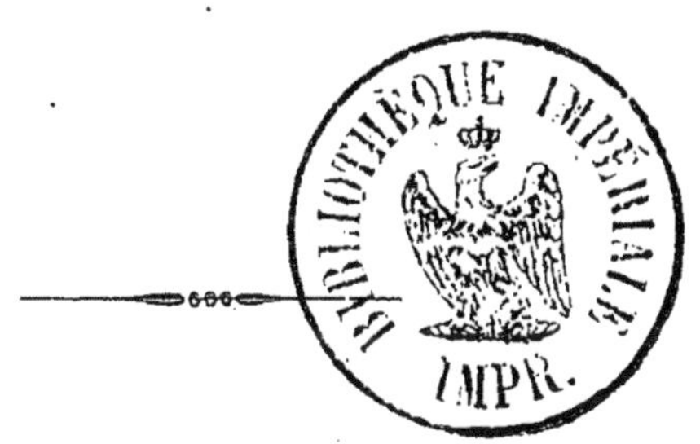

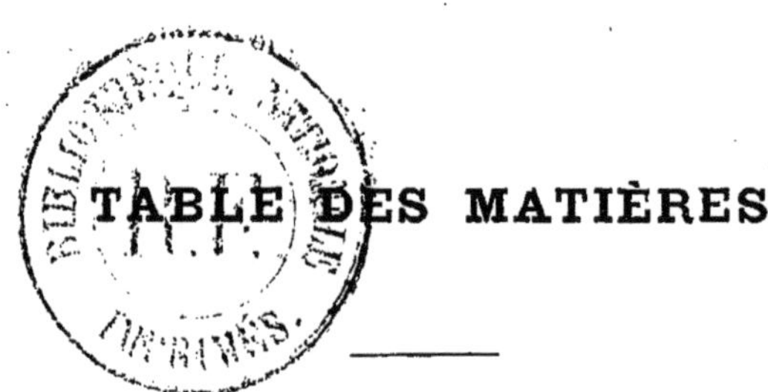

TABLE DES MATIÈRES

PARIS. — IMP. DE VICTOR GOUPY, RUE GARANCIÈRE, 5.

www.ingramcontent.com/pod-product-compliance
Ingram Content Group UK Ltd.
Pitfield, Milton Keynes, MK11 3LW, UK
UKHW020224220726
13923UKWH00002B/502

9 782019 266998